Dr. Akshaya Shetti
Lt Col (Dr) Raj Narayan Mandal
Dr. Chinmay Divyadarshi Kar

Conforto e cuidados maternos: Prática de anestesia e analgesia obstétrica

Dr. Akshaya Shetti
Lt Col (Dr) Raj Narayan Mandal
Dr. Chinmay Divyadarshi Kar

Conforto e cuidados maternos: Prática de anestesia e analgesia obstétrica

A vida de cada mãe é preciosa

ScienciaScripts

Imprint

Cover image: www.ingimage.com

This book is a translation from the original published under ISBN 978-620-8-41834-2.

Publisher:
Sciencia Scripts
is a trademark of
Dodo Books Indian Ocean Ltd. and OmniScriptum S.R.L publishing group

120 High Road, East Finchley, London, N2 9ED, United Kingdom
Str. Armeneasca 28/1, office 1, Chisinau MD-2012, Republic of Moldova, Europe
Managing Directors: Ieva Konstantinova, Victoria Ursu
info@omniscriptum.com

Printed at: see last page
ISBN: 978-620-8-63493-3

Conforto e cuidados maternos: Prática de anestesia e analgesia obstétrica

Prefácio

O parto é talvez uma das experiências mais transformadoras da vida humana. Durante séculos, foi acompanhado por uma miríade de emoções, desde a alegria e a antecipação até ao medo e à dor. E com a evolução da ciência médica, também evoluiu a nossa capacidade de aliviar os fardos físicos do parto, permitindo que as mães e os seus bebés passem por esta viagem de forma segura e confortável. A anestesia e a analgesia obstétricas tornaram-se pedras angulares dos cuidados maternos modernos, uma arte e uma ciência que dá apoio às mulheres no momento talvez mais crucial das suas vidas.

A Prática da Anestesia e Analgesia Obstétrica. Um livro que tenta fazer a ponte entre a ciência da anestesia e o cuidado compassivo da parturiente, dirigido principalmente a anestesiologistas, obstetras, residentes e qualquer pessoa dedicada à busca de resultados seguros com melhores resultados maternos através do conforto.

Neste livro, detalhamos as nuances da anestesia obstétrica - dos princípios básicos às técnicas complexas. Os tópicos incluem anestesia regional para trabalho de parto e parto, estratégias de gestão da dor, desafios da gravidez de alto risco e a natureza multidisciplinar dos cuidados obstétricos, com o anestesista, o obstetra, a parteira e a enfermeira em cooperação essencial para garantir os melhores resultados para a mãe e o bebé.

O título reflecte dois princípios fundamentais do nosso trabalho: conforto e cuidados. O conforto refere-se ao alívio físico e à tranquilidade emocional que proporcionamos à parturiente, enquanto os cuidados incorporam a atenção meticulosa e a responsabilidade ética exigidas nesta especialidade. Juntos, eles definem a prática da anestesia obstétrica como uma mistura dinâmica de conhecimento técnico e conexão humana.

Espero que seja um bom recurso para aqueles que dedicam as suas carreiras a esta nobre área. Mais importante ainda, espero que inspire uma compreensão e apreciação mais profundas dos desafios e recompensas únicos da anestesia obstétrica. Através do conhecimento e da empatia, podemos continuar a promover a segurança e o conforto das mães e dos seus recém-nascidos em todo o mundo.

Dr. Akshaya N Shetti
Prof e HOD
Departamento de Anestesiologia e CC
DBVPRMC, PIMS (DU), Loni

Índice

Capítulo 1: Introdução à Anestesia Obstétrica ... 3

Capítulo 2: Fisiologia materna e fetal ... 10

Capítulo 3: Cuidados orais na mulher grávida ... 15

Capítulo 4: Mecanismos de dor e analgesia de parto ... 23

Capítulo 5: Farmacologia dos agentes anestésicos em anestesia obstétrica ... 29

Capítulo 6: Técnicas de anestesia regional para o trabalho de parto e parto ... 35

Capítulo 7: Gestão anestésica do parto por cesariana ... 45

Capítulo 8: Anestesia para parturientes de alto risco ... 51

Capítulo 9: Tratamento das urgências obstétricas ... 58

Capítulo 10: Analgesia pós-parto e recuperação ... 67

Capítulo 11: Avanços e considerações éticas em anestesia obstétrica ... 73

Capítulo 12: Implicações do laboratório de competências e de simulação para a anestesia obstétrica ... 80

Capítulo 1: Introdução à Anestesia Obstétrica

Autor: Dr. R Vidya, Professor e HOD, Departamento de Anestesia e Medicina da Dor, Dr. Kamakshi Memorial Hospital, Pallikaranai, Chennai, Índia.

A anestesia obstétrica é uma subespecialidade importante da anestesiologia que se ocupa da administração de um alívio eficaz da dor e de cuidados anestésicos seguros durante o trabalho de parto, o parto e outros procedimentos obstétricos. O nascimento de uma criança é uma experiência profunda para qualquer família, e o papel da anestesia obstétrica é garantir que esta viagem seja tão segura e confortável quanto possível, tanto para a mãe como para o seu bebé. Os avanços da medicina transformaram a anestesia obstétrica ao longo dos anos numa prática altamente sofisticada que integra conhecimentos técnicos com cuidados compassivos.

História de anestesia obstétrica:

A anestesia obstétrica tem uma história rica, marcada por alguns dos marcos mais impressionantes que revolucionaram as práticas de parto e melhoraram significativamente os resultados maternos e neonatais. Antes do advento da anestesia moderna, o parto era um processo excruciante, muitas vezes marcado por morbidade e mortalidade maternas significativas. O alívio da dor durante o trabalho de parto era considerado inatingível ou, em alguns contextos culturais e religiosos, desnecessário. No entanto, a busca pela redução da dor do parto começou a tornar-se evidente no século XIX e lançou as bases para a prática da anestesia obstétrica[1-3].

A primeira descoberta significativa feita na anestesia obstétrica foi a introdução do éter como agente anestésico durante o parto em 1847 por um obstetra escocês conhecido como James Young Simpson. Nesse ano, Simpson passou a utilizar o clorofórmio, que também era mais fácil e tolerável de usar do que o éter. [4] O clorofórmio tornou-se popular devido ao alívio rápido e eficaz da dor que proporcionava. Foi especialmente promovido quando a Rainha Vitória usou o clorofórmio durante o nascimento do seu oitavo filho, o Príncipe Leopoldo, em 1853. É muitas vezes chamado "clorofórmio à la reine", que se tornou um momento muito importante na utilização do alívio da dor em obstetrícia e reduziu o estigma associado à anestesia na gestão do parto. [5]

À medida que o século XX avançava, as melhorias nas técnicas de anestesia e nos medicamentos revolucionaram ainda mais os cuidados obstétricos. A anestesia regional começou a tornar-se popular como um método mais seguro e mais eficaz para o trabalho de parto e parto no início do século XX, em comparação com a anestesia geral. A utilização de raquianestesia para cesarianas tornou-se popular depois de August Bier ter descrito a técnica pela primeira vez em 1899. No entanto, foi apenas em meados do século XX que a raquianestesia ganhou aceitação em obstetrícia, em parte devido ao desenvolvimento de técnicas mais seguras e a uma melhor compreensão da farmacologia dos medicamentos.

A anestesia epidural, que foi introduzida na década de 1930, marcou outro marco na anestesia obstétrica. Inicialmente utilizada para procedimentos cirúrgicos, a anestesia epidural tornou-se rapidamente aceite na analgesia de parto, proporcionando às mulheres um alívio contínuo e ajustável da dor, permitindo-lhes permanecer acordadas e participar no processo de parto. Esta técnica foi aperfeiçoada nas décadas de 1950 e 1960 com o desenvolvimento de cateteres epidurais contínuos, que permitiram um alívio prolongado da dor durante o trabalho de parto. [6]Atualmente, a anestesia epidural continua a ser um dos métodos mais utilizados na administração eficaz da dor do parto.

No final do século XX e início do século XXI, houve mais avanços em relação à anestesia obstétrica, com maior empenho no desenvolvimento de fármacos e técnicas mais seguras e sintonizadas com as alterações fisiológicas que definem a gravidez. Os padrões de segurança para bloqueios regionais promoveram o uso de bupivacaína, ropivacaína e levobupivacaína, entre os agentes anestésicos locais. O aumento da eficácia e o prolongamento da anestesia foram observados com o uso de opioides adjuvantes, clonidina e epinefrina.

Juntamente com a inovação técnica e farmacológica, a anestesia obstétrica tem abordado os cuidados com a gravidez de alto risco, abordagens interdisciplinares nos cuidados e princípios éticos para garantir a segurança materna e fetal. As técnicas utilizadas incluem a analgesia combinada espinal-epidural (CSE), a monitorização dos avanços tecnológicos e os progressos na fisiologia materno-fetal, o que permite uma experiência de parto mais segura e mais agradável. [7]

Objectivos da anestesia obstétrica: A anestesia obstétrica é uma parte fundamental dos cuidados maternos. Deve garantir que o processo de parto é seguro e confortável tanto para a mãe como para o bebé. Os objectivos da anestesia obstétrica incluem vários objectivos interligados, nomeadamente o alívio eficaz da dor, a garantia da segurança materna e fetal e o apoio aos procedimentos obstétricos. Todos estes objectivos sublinham a complexidade e a importância da gestão anestésica em obstetrícia.

Alívio da dor e conforto materno: O principal e mais óbvio objetivo da anestesia obstétrica é proporcionar um alívio adequado da dor durante o trabalho de parto e o parto. A dor do parto é considerada um dos tipos mais graves de dor e pode causar grande stress físico e emocional à mãe. Ao reduzir esta dor, a anestesia não só aumenta o conforto materno como também promove uma melhor experiência de parto. Vários métodos, incluindo a anestesia epidural e a raquianestesia, permitem um alívio concentrado da dor, de modo a que as mães possam permanecer acordadas e alerta durante o processo de parto. Este controlo pode melhorar o bem-estar emocional, reduzindo a ansiedade e promovendo uma sensação de controlo. Mais importante ainda, o alívio eficaz da dor também pode minimizar as respostas fisiológicas ao stress do trabalho de parto, como o aumento da frequência cardíaca, da pressão arterial e do consumo de oxigénio, que são adversos tanto para a mãe como para o feto.

Segurança materna: A mãe é sempre a primeira prioridade para qualquer prática anestésica em anestesia obstétrica. A gravidez induz alterações fisiológicas profundas em quase todos os sistemas de órgãos, o que exige uma consideração cuidadosa ao administrar a anestesia. O anestesiologista precisa levar em consideração os parâmetros cardiovasculares, respiratórios e metabólicos alterados para evitar complicações como hipotensão, hipoxemia ou depressão respiratória. Além disso, a anestesia obstétrica deve ser adaptada às necessidades específicas da parturiente, incluindo condições médicas pré-existentes, alergias ou história de reacções adversas aos anestésicos. Em gestações de alto risco, o manejo anestésico torna-se ainda mais crítico, exigindo monitoramento meticuloso e prontidão para lidar com emergências como hemorragia ou rutura uterina. A escolha da técnica anestésica é também essencial para a segurança materna. A anestesia regional, incluindo as epidurais, tornou-se o método preferido para o trabalho de parto e cesarianas devido ao seu perfil de segurança, evitando os riscos associados à anestesia geral, como aspiração ou complicações das vias aéreas.

Segurança e bem-estar fetal:

Uma vez que a saúde do feto está indissociavelmente ligada à saúde da mãe, a segurança fetal torna-se um objetivo concomitante na anestesia obstétrica. Os agentes e as técnicas devem ser escolhidos de forma a evitar a exposição do feto a potenciais efeitos nocivos. Por exemplo, alguns fármacos podem atravessar a placenta e deprimir a frequência cardíaca fetal ou induzir depressão respiratória pós-natal. Ao assegurar a estabilidade da hemodinâmica e da oxigenação maternas, a anestesia obstétrica garante um fluxo sanguíneo adequado para a placenta para a oxigenação fetal e o fornecimento de nutrientes. A monitorização contínua da frequência cardíaca fetal e da atividade uterina durante a anestesia pode contribuir para a deteção precoce e a gestão do sofrimento fetal.

Facilitar os procedimentos obstétricos:

A anestesia obstétrica é indispensável tanto para procedimentos obstétricos de rotina como de emergência. Quer se trate de um parto vaginal ou de uma cesariana, de um parto a vácuo ou com fórceps e de outras intervenções cirúrgicas, deve haver um controlo adequado da dor e uma anestesia cirúrgica com manutenção da consciência materna, bem como uma minimização dos riscos. Casos de emergência de descolamento de placenta, rutura uterina ou embolia de líquido amniótico requerem anestesia em tempo hábil. Nessas situações, para proporcionar uma janela para uma cirurgia que salve vidas, a anestesia geral muitas vezes precisa ser iniciada imediatamente. A capacidade de reação rápida e eficaz dos anestesistas garante resultados óptimos tanto para a mãe como para o bebé envolvido no processo.

Satisfação emocional e psicológica:

Um objetivo por vezes negligenciado da anestesia obstétrica é a melhoria do bem-estar emocional e psicológico da mãe. O parto é um evento intensamente pessoal e emocional, e o alívio eficaz da dor pode reduzir significativamente o medo e a ansiedade. Um anestesista empático que comunica claramente e apoia a mãe ao longo do processo pode ajudar a criar confiança e a criar uma experiência de parto positiva. [8] A anestesia também é utilizada para reduzir os impactos psicológicos a longo prazo de partos traumáticos ou de emergência, como a depressão pós-parto ou a PTSD. Por muito importantes que sejam os aspectos técnicos dos cuidados anestésicos para o alívio da dor e a segurança, é igualmente essencial uma abordagem compassiva e de apoio à anestesia.

Colaboração multidisciplinar: A coordenação entre o anestesiologista, o obstetra, as parteiras e a equipa de enfermagem é necessária para atingir os objectivos da anestesia obstétrica. Assim, cada fase do trabalho de parto e do parto tem como prioridade a segurança materna e fetal. A comunicação é crucial entre os membros da equipa para antecipar complicações e lidar com emergências, bem como para garantir cuidados de boa qualidade.

Equilíbrio entre a autonomia materna e a tomada de decisões clínicas: Na obstetrícia moderna, respeitar a autonomia materna é um objetivo fundamental dos cuidados. Os anestesiologistas devem fornecer informações abrangentes sobre as opções de tratamento da dor, riscos e benefícios, permitindo que as mães façam escolhas informadas que se alinhem com suas preferências e planos de parto. Ao mesmo tempo, o anestesista deve orientar a tomada de decisões clínicas para garantir a segurança da mãe e do bebé, equilibrando os cuidados centrados na paciente com os conhecimentos médicos.

Minimizar as complicações e os efeitos secundários: Outro objetivo fundamental é reduzir as complicações e os efeitos secundários da anestesia. O risco de hipotensão materna, lesão nervosa ou infeção no local da injeção tem de ser monitorizado e prevenido. No feto, é essencial evitar efeitos secundários como a depressão respiratória neonatal ou a alteração da pontuação de Apgar. Os anestesiologistas trabalham arduamente para conseguir uma experiência anestésica segura e sem falhas através de um planeamento cuidadoso, monitorização e melhores práticas.

Melhorar a recuperação pós-parto: Os objectivos da anestesia obstétrica não terminam quando o parto termina, mas estendem-se ao período pós-parto. O controlo eficaz da dor após o parto é essencial para a sua recuperação, especialmente após uma cesariana ou um parto vaginal complicado. A utilização de analgesia multimodal e de técnicas regionais no período pós-parto demonstrou ter um efeito benéfico ao permitir que as mães passem tempo de qualidade com os seus recém-nascidos e iniciem a amamentação.

Avançar com iniciativas de saúde global: Numa escala maior, a anestesia obstétrica desempenha um papel significativo na redução da mortalidade materna e neonatal em todo o mundo. Em ambientes com poucos recursos, o acesso a uma anestesia segura e eficaz continua a ser um desafio que contribui para mortes evitáveis. Aumentar a disponibilidade de anestesia obstétrica através da educação, formação e afetação de recursos tornar-se-á uma prioridade de saúde global. Neste sentido, os anestesiologistas abordam as disparidades nos cuidados, garantindo melhores resultados de saúde para mães e bebés em regiões carenciadas.

A anestesia obstétrica como um ramo de superespecialidade:

A anestesia obstétrica tornou-se um ramo de superespecialidade distinto do seu antigo estatuto de subespecialidade da anestesiologia, reflectindo a crescente complexidade dos cuidados maternos e a importância dos anestesiologistas para garantir a segurança e o conforto da mãe e do feto no processo de parto. Há uma procura crescente de conhecimentos especializados em anestesia obstétrica à medida que os avanços na medicina materno-fetal aumentam o número de gravidezes de alto risco e mudam o foco para cuidados centrados no paciente. Esta é uma área em que são necessários conhecimentos profundos e competências especializadas com uma abordagem multidisciplinar para lidar com os desafios fisiológicos, farmacológicos e clínicos únicos associados à gravidez e ao parto.

Evolução da anestesia obstétrica como superespecialidade:

Tradicionalmente, a anestesia em obstetrícia limitava-se a dar analgesia ou sedação básica na altura do parto. Com o aumento do conhecimento sobre a fisiologia materna e fetal, o papel do anestesiologista também se tornou mais proeminente. Com o aumento das taxas de cesáreas, gestações de alto risco e a complexidade das condições médicas das pacientes grávidas, a anestesia obstétrica tornou-se uma área distinta de especialização em anestesiologia. [5]

Esta evolução da anestesia obstétrica para o estatuto de superespecialidade tem sido impulsionada por técnicas avançadas como a anestesia epidural, raquidiana e combinada raqui-epidural e pela evolução na monitorização e intervenções farmacológicas. Atualmente, os anestesiologistas especializados em obstetrícia são membros essenciais de equipas multidisciplinares onde obstetras, neonatologistas e especialistas em medicina materno-fetal tratam de casos complicados para obter os melhores resultados possíveis.

Âmbito e responsabilidades:

Os anestesistas obstétricos gerem uma vasta gama de responsabilidades que vão para além da simples prestação de anestesia. O seu âmbito de atuação inclui o alívio da dor durante o trabalho de parto e o parto, anestesia adequada durante cesarianas e outras cirurgias obstétricas, e complicações como hemorragia, pré-eclâmpsia e embolia do líquido amniótico. Assumem também a responsabilidade pelos cuidados perioperatórios de doentes grávidas, incluindo a avaliação pré-operatória, a gestão intra-operatória e o controlo da dor pós-operatória.

Em gestações de alto risco, os anestesiologistas obstétricos desempenham um papel crucial no manejo de condições maternas e fetais, como doenças cardíacas, diabetes, obesidade mórbida e gestações múltiplas. Esses casos geralmente exigem planos anestésicos individualizados e resposta rápida a emergências. Os anestesistas obstétricos também estão envolvidos na gestão de complicações raras mas críticas, como a gestão de vias aéreas difíceis e a hemorragia obstétrica, para garantir que tanto a mãe como o bebé recebem os melhores cuidados possíveis.

Anestesia obstétrica e competências:

A anestesia obstétrica exige um conjunto de habilidades exclusivas que vai além da anestesiologia geral. Os especialistas nesta área devem ter um conhecimento profundo das alterações fisiológicas que ocorrem durante a gravidez, como o aumento do volume sanguíneo, a alteração da função respiratória e as alterações na farmacocinética e farmacodinâmica dos medicamentos. [3,7] Eles também devem estar familiarizados com o impacto de vários agentes anestésicos sobre o feto e a placenta para garantir que o conforto materno seja alcançado sem comprometer o bem-estar fetal.

Outro aspeto crítico da anestesia obstétrica é a capacidade de gerir emergências. Condições como rutura uterina, distocia de ombro e eclâmpsia exigem uma rápida tomada de decisão e cuidados coordenados. Os anestesiologistas obstétricos também devem ser adeptos do uso de técnicas avançadas, como anestesia regional guiada por ultrassom, monitoramento hemodinâmico invasivo e protocolos de transfusão rápida em casos de hemorragia obstétrica. A comunicação eficaz e o trabalho de equipa são necessários nesta área. Os anestesiologistas obstétricos têm de coordenar estreitamente com obstetras, enfermeiros e neonatologistas para elaborar planos de cuidados individualizados e responder rapidamente a alterações nos cenários clínicos. Além disso, têm de fornecer educação e aconselhamento aos doentes, especialmente às mulheres de alto risco, para que possam tomar decisões informadas relativamente às suas opções de cuidados anestésicos.

Avanços recentes em anestesia obstétrica:

De facto, foi o avanço mais emocionante que levou a anestesia obstétrica a ser estabelecida como uma superespecialidade. Avanços como técnicas epidurais de baixa dose, PCEA e técnicas combinadas de raquianestesia e epidural melhoraram a qualidade da analgesia de parto e reduziram os efeitos colaterais. A introdução de anestésicos locais mais recentes, como a ropivacaína e a levobupivacaína, aumenta ainda mais a segurança, minimizando a cardiotoxicidade e o bloqueio motor. O aperfeiçoamento tecnológico, incluindo a orientação por ultra-sons em tempo real para anestesia regional e equipamento de monitorização avançado, melhorou a eficácia e a segurança dos procedimentos anestésicos. Os protocolos de recuperação melhorada após a cirurgia também foram adoptados pela anestesia obstétrica, e estes protocolos enfatizam a gestão multimodal da dor e a mobilização precoce para promover uma recuperação mais rápida após o parto por cesariana. [8]

Desenvolvimentos farmacológicos, como o uso de adjuvantes como a dexmedetomidina e o sugamadex, foram acrescentados ao repertório de opções disponíveis para os anestesiologistas obstétricos. Esses adjuvantes aumentam a eficácia da anestesia regional, permitem a rápida reversão dos relaxantes musculares e, em geral, melhoram os resultados dos pacientes.

Desafios e o futuro da superespecialidade

Apesar do seu progresso, a anestesia obstétrica ainda tem de enfrentar muitos desafios para ser reconhecida como uma superespecialidade. O aumento das gravidezes de alto risco devido à idade materna avançada, à obesidade e às condições médicas pré-existentes veio aumentar a complexidade dos cuidados. Além disso, persistem as disparidades no acesso a serviços de anestesia obstétrica de qualidade, especialmente em locais com poucos recursos.

O futuro da anestesia obstétrica está na inovação, investigação e educação contínuas. Os estudos em curso sobre o efeito dos agentes anestésicos no desenvolvimento fetal, a utilização de inteligência artificial para prever a trajetória da dor do parto e o desenvolvimento de técnicas de monitorização não invasivas são uma promessa brilhante para melhorar ainda mais os resultados para as mães e os recém-nascidos. Programas de treinamento e certificações focados em anestesia obstétrica também serão cruciais para garantir que os anestesiologistas estejam adequadamente preparados para atender às necessidades desse campo desafiador, mas altamente recompensador.

Referências:

1. Kuczkowski KM. Anestesia obstétrica: passado, presente e futuro. J Matern Fetal Neonatal Med. 2009 Oct;22(10):819-22
2. Prior CH, Burlinson CEG, Chau A. Emergências em anestesia obstétrica: uma revisão narrativa. Anaesthesia. 2022 Dec;77(12):1416-1429

3. Kurdi MS, Rajagopal V, Sangineni KS, Thalaiappan M, Grewal A, Gupta S. Avanços recentes em anestesia obstétrica e cuidados críticos. Indian J Anaesth. 2023 Jan;67(1):19-26
4. Maronge L, Bogod D. Complicações em anestesia obstétrica. Anaesthesia. 2018 Jan;73 Suppl 1:
5. Lim G. O que há de novo em anestesia obstétrica: a palestra de Gerard W. Ostheimer de 2021. Anesth Analg. 2023 Feb 1;136(2):387-396.
6. Guasch E, Ioscovich A, Brogly N, Orbach-Zinger S, Kranke P, Morau E, Gilsanz F. Obstetric anaesthesia manpower and service provision issues (introduction and European perspective). Int J Obstet Anesth. 2023 Ago;55:103647.
7. Crawford JS. Obstetrícia, analgesia e anestesia. Br J Anaesth. 1977 Jan;49(1):19-23.
8. Enright A, Grady K, Evans F. A New Approach to Teaching Obstetric Anaesthesia in Low-Resource Areas (Uma nova abordagem para o ensino de anestesia obstétrica em áreas com poucos recursos). J Obstet Gynaecol Can. 2015 Oct;37(10):880-4.

Capítulo 2: Fisiologia materna e fetal

Autor: **Dr. Supriya Gandotra,** Residente Sénior, Departamento de Anestesia e Cuidados Intensivos, Faculdade de Medicina do Governo, Jammu e Caxemira, Índia.

A gravidez é um estado fisiológico único, caracterizado por uma mudança profunda e sistémica no corpo da mãe. Estas alterações em vários sistemas de órgãos permitem que a mãe seja capaz de satisfazer as exigências metabólicas e de desenvolvimento do feto em crescimento, mantendo simultaneamente a sua saúde. Durante este período, o feto passa por processos de desenvolvimento notáveis, preparando-se para uma vida independente após o nascimento.[1,2] A compreensão pormenorizada da fisiologia materna e fetal é crucial para a eficácia dos cuidados pré-natais e para a gestão das complicações relacionadas com a gravidez.

Alterações no sistema circulatório: O sistema circulatório materno sofre alterações dramáticas durante a gravidez em resposta à estimulação hormonal e ao aumento do metabolismo do feto em crescimento. Estima-se que o volume sanguíneo aumente 40-50%, sendo o maior aumento registado no segundo trimestre da gravidez. Esta hipervolemia mantém a perfusão placentária, assegura o fornecimento adequado de oxigénio e nutrientes ao feto e prepara a mãe para a perda de sangue após o parto. Com o aumento do volume sanguíneo, o débito cardíaco também aumenta em 30-50%, atingindo o seu pico no final do segundo trimestre ou no início do terceiro trimestre. Este aumento ocorre devido ao aumento do volume sistólico e da frequência cardíaca, com esta última a aumentar cerca de 10-15 batimentos/minuto. A resistência vascular sistémica diminui drasticamente, principalmente devido aos efeitos vasodilatadores de hormonas como a progesterona, as prostaglandinas e a relaxina. [3] Esta redução da resistência compensa o aumento do volume sanguíneo, e a pressão arterial materna mantém-se dentro dos níveis normais ou ligeiramente diminuída durante os dois primeiros trimestres. A compressão da veia cava inferior pelo útero em crescimento nas fases mais avançadas da gravidez reduz o retorno venoso e o débito cardíaco, criando uma condição denominada síndrome hipotensiva supina. Este facto realça a importância do posicionamento materno adequado para otimizar a função cardiovascular durante a gravidez. [4]

Alterações do sistema respiratório: A gravidez provoca alterações acentuadas no sistema respiratório para satisfazer as necessidades acrescidas de oxigénio da mãe e do feto. O volume corrente, o volume de ar inspirado e expirado em cada respiração, aumenta em cerca de 30-40%, levando a um aumento global de 30-50% na ventilação por minuto. Estes aumentos devem-se principalmente ao aumento dos níveis de progesterona, que actua nos centros respiratórios do cérebro para aumentar a profundidade da respiração. Este facto eleva mecanicamente o diafragma com a gestação até 4 cm. Este facto provoca uma diminuição da capacidade residual funcional de 20%. Mas com o aumento da eficiência do sistema respiratório, um estado de oxigenação arterial pode manter a sua posição. Ocorre uma hiperventilação para diminuir os níveis arteriais maternos de dióxido de carbono. Passa a um estado de alcalose respiratória moderada. [5] Esta alcalose é compensada pelo aumento da excreção renal de bicarbonato, mantendo assim um equilíbrio estável do pH. É importante salientar que os níveis mais baixos de dióxido de carbono materno criam um gradiente que facilita a transferência de dióxido de carbono do feto para a mãe através da placenta.

Alterações hematológicas: O sistema hematológico sofre alterações significativas durante a gravidez para responder às exigências acrescidas das necessidades circulatórias e para se preparar para o parto. O volume plasmático aumenta cerca de 50%, enquanto a massa de glóbulos vermelhos aumenta apenas cerca de 25-30%, resultando assim numa hemodiluição fisiológica e numa diminuição dos níveis de hemoglobina e hematócrito. Este fenómeno, designado por anemia fisiológica da gravidez, melhora a perfusão placentária ao diminuir a viscosidade do sangue. A gravidez é também um estado de hipercoagulabilidade, como se pode verificar pelo aumento dos níveis de factores de coagulação, como o fibrinogénio e os factores VII, VIII, IX e X. Além disso, há uma redução da atividade da fibrinólise. Essas alterações reduzem a possibilidade de sangramento excessivo no momento do parto, mas também aumentam a possibilidade de eventos tromboembólicos como trombose venosa profunda e embolia pulmonar. Manobras profiláticas como mobilização e terapia anticoagulante para as pessoas em risco são obrigatórias nesses casos.

Alterações no sistema renal: O sistema renal altera-se significativamente durante a gravidez para acomodar o aumento da carga metabólica e das necessidades de fluidos. O fluxo sanguíneo renal aumenta em 50-80%, levando a um aumento de 40-50% na taxa de filtração glomerular. Este aumento da TFG permite a remoção eficiente dos resíduos metabólicos da mãe e do feto. Consequentemente, os níveis séricos de creatinina e de ureia diminuem e a excreção de glucose aumenta, o que é frequentemente acompanhado por uma ligeira glicosúria. O sistema renina-angiotensina-aldosterona é ativado, o que promove a retenção de sódio e água para suportar o aumento do volume sanguíneo. Este mecanismo é fundamental para manter a perfusão adequada do útero e da placenta. [6] No entanto, também contribui para a retenção de líquidos e o desenvolvimento de edema fisiológico, particularmente nas extremidades inferiores.

Adaptações endócrinas e metabólicas: A gravidez desencadeia alterações profundas no sistema endócrino materno para apoiar o crescimento fetal e manter a homeostasia materna. A gonadotropina coriónica humana (hCG), produzida pela placenta, sustenta o corpo lúteo durante o início da gravidez e assegura a produção contínua de progesterona e estrogénio. Estas hormonas são essenciais para manter o revestimento uterino e promover o desenvolvimento da placenta. A progesterona é fundamental em muitas adaptações fisiológicas: relaxa o músculo liso, diminui a contratilidade uterina e reduz a resistência vascular. O estrogénio ajuda no crescimento uterino e aumenta o fluxo sanguíneo para a placenta, estimulando também os seios a prepararem-se para a lactação. O metabolismo materno altera-se durante a gravidez para garantir que o fornecimento de nutrientes ao feto é ótimo. Durante o início da gravidez, o aumento da sensibilidade à insulina facilita o armazenamento de gordura e glicogénio na mãe. [7] No final da gravidez, provoca resistência à insulina devido aos efeitos das hormonas placentárias, como o lactogénio placentário humano (hPL), o cortisol e a progesterona. Isto ajuda a garantir o fornecimento contínuo de glucose ao feto, uma vez que a glucose é a principal fonte de energia do feto. Por outro lado, se a resistência à insulina se tornar excessiva, pode causar diabetes gestacional, que tem de ser monitorizada com muito cuidado e gerida de forma adequada.

Alterações do sistema imunitário: O sistema imunitário materno tolera o feto semi-alogénico e continua a ser capaz de responder aos agentes patogénicos. Este equilíbrio imunológico é conseguido através de mudanças complexas na imunidade celular e humoral. As células T reguladoras e as citocinas anti-inflamatórias aumentam e apoiam a tolerância imunitária. Ao mesmo tempo, o sistema imunitário mantém uma atividade suficiente para combater os agentes patogénicos, embora com uma capacidade reduzida para determinadas infecções. As alterações da função imunitária relacionadas com a gravidez aumentam o risco de certas infecções, como as infecções do trato urinário e a gripe, que podem ter consequências mais graves nas mulheres grávidas. As medidas preventivas, incluindo a vacinação e o tratamento precoce das infecções, são fundamentais para proteger a saúde materna e fetal.

A fisiologia fetal e as suas alterações: A fisiologia fetal está especificamente adaptada ao ambiente intrauterino e possui mecanismos especializados de oxigenação, aquisição de nutrientes e eliminação de resíduos. A placenta é a interface entre as circulações materna e fetal que permite a troca de gases, nutrientes e resíduos. O sistema circulatório fetal é desviado para assegurar a oxigenação preferencial dos órgãos vitais. O sangue oxigenado da placenta entra na circulação fetal através da veia umbilical e contorna o fígado através do canal venoso. O sangue flui para o cérebro e o miocárdio através do forame oval e do canal arterial, contornando os pulmões fetais subdesenvolvidos. Estes shunts fecham após o nascimento, à medida que o recém-nascido passa a ter circulação independente. A hemoglobina fetal tem uma maior afinidade pelo oxigénio do que a hemoglobina materna, permitindo assim uma captação eficiente de oxigénio no ambiente de baixo oxigénio do útero. Isso é essencial para manter o crescimento e o desenvolvimento fetal. A placenta facilita os mecanismos de transporte ativo e passivo para a aquisição de nutrientes. As principais fontes de energia para o feto são a glicose, com suplementos de aminoácidos, ácidos gordos e micronutrientes. Para além da sua função de órgão excretor, a placenta é também um órgão endócrino; produz hormonas que regulam o metabolismo materno e apoiam o crescimento fetal. [8]

Alterações psicológicas durante a gravidez:

A gravidez é um momento importante da vida que traz não só mudanças físicas, mas também transformações psicológicas significativas. Estes desenvolvimentos são influenciados pela combinação de flutuações hormonais, adaptações emocionais e a perspetiva de uma nova maternidade. Embora muitas destas mudanças psicológicas sejam naturais e adaptativas, podem ser um desafio para algumas mulheres, especialmente para aquelas que têm doenças mentais pré-existentes ou apoio social limitado. Isto ajuda a promover o bem-estar materno e a garantir resultados saudáveis tanto para a mãe como para o bebé.

Alterações emocionais e de humor: As alterações hormonais constituem a base das alterações que afectam o estado emocional da mulher grávida. Hormonas como o estrogénio e a progesterona provocam um aumento destas hormonas, afectando os neurotransmissores no cérebro. Isto torna a mulher grávida muito sensível às emoções e aumenta as possibilidades de mudanças de humor. Muitas mulheres relatam uma mistura de excitação, alegria, ansiedade e irritabilidade, por vezes tudo num curto espaço de tempo. Esta variabilidade emocional é particularmente comum durante o primeiro e terceiro trimestres, à medida que o corpo se adapta ao início da gravidez e se prepara para o parto. O primeiro trimestre da gravidez está frequentemente associado a um sentimento de incerteza e de vulnerabilidade, porque o facto da gravidez se torna mais tangível. Os sintomas físicos como a fadiga, as náuseas e as alterações hormonais podem agravar as dificuldades emocionais de algumas mulheres. Por outro lado, o segundo trimestre da gravidez é frequentemente designado por "período de lua de mel", quando a maioria das mulheres sente menos desconfortos físicos e ganha mais energia, o que pode ter um efeito positivo no humor. [8] No entanto, o terceiro trimestre pode trazer uma ansiedade renovada em torno da data prevista para o parto. A maioria das mulheres preocupa-se em ter um trabalho de parto, um parto e um bebé tão saudáveis quanto possível. Há sempre o desconhecido adicional de navegar na parentalidade por mães de primeira viagem. O sono pode ser perturbado e, por vezes, o desconforto físico também pode surgir, o que pode afetar o bem-estar neste período, juntamente com a sensação de estar "pronta mas à espera".

Mudanças na identidade e na auto-perceção: A gravidez é um período de grande transição de identidade para as mulheres, uma vez que estas mudam para se adaptarem às suas identidades em mutação enquanto mães. Esta transição vem muitas vezes acompanhada de um sentimento acrescido de responsabilidade e de revisão das prioridades pessoais. As mulheres sentem um sentido mais profundo do seu objetivo na vida, especialmente num momento de reflexão sobre o futuro do seu filho e da sua família. Ao mesmo tempo, a gravidez pode pôr em causa o sentido de independência e a autoimagem da mulher. As mudanças físicas relacionadas com a gravidez, como o aumento de peso e a forma do corpo, podem afetar a autoestima em sociedades que valorizam muito a aparência. Além disso, as mulheres podem sentir-se frustradas ou isoladas quando perdem certas liberdades ou a capacidade de participar em actividades de que gostavam anteriormente.

Ansiedade e problemas de saúde mental: Embora a gravidez seja sempre retratada como uma experiência cheia de alegria, é também um período de maior vulnerabilidade a problemas de saúde mental. A ansiedade da gravidez é muito comum e pode assumir a forma de preocupação com a saúde do bebé, medo do trabalho de parto e do parto ou medo de ser uma má mãe. Nalgumas mulheres, a pressão financeira, as mudanças na relação ou a falta de apoio podem contribuir para esta ansiedade. A depressão pré-natal é também designada por depressão na gravidez. A prevalência varia entre 7 e 15% entre as mulheres grávidas. Os sintomas da depressão pré-natal caracterizam-se por tristeza persistente, desespero e incapacidade de concentração. Se não for tratada, a depressão pré-natal pode trazer complicações graves tanto para a mãe como para o bebé, incluindo o risco de depressão pós-natal.

O apoio social é muito importante para ajudar a atenuar os factores de stress psicológico da gravidez. As relações de apoio com os parceiros, os familiares e os amigos podem proporcionar segurança emocional e apoio prático que reduzem os sentimentos de stress ou de sobrecarga. O apoio dos prestadores de cuidados de saúde, incluindo parteiras e obstetras, também é importante para responder às preocupações e criar confiança na gestão da gravidez e do parto. Os grupos de apoio à gravidez e as aulas de educação podem ser especialmente úteis para reduzir o isolamento e criar um sentido de comunidade entre as mulheres grávidas. Partilhar com outras pessoas que estão a passar pelas mesmas mudanças pode normalizar estes sentimentos de ansiedade e incerteza e ajudar as mulheres a sentirem-se melhor preparadas para a viagem que têm pela frente.

Referências:

1. Kepley JM, Bates K, Mohiuddin SS. Fisiologia, Alterações Maternas. [Atualizado em 2023 Mar 12]. In: StatPearls [Internet]. Treasure Island (FL): StatPearls Publishing; 2024 Jan-. Disponível em: https://www.ncbi.nlm.nih.gov/books/NBK539766/
2. Soma-Pillay P, Nelson-Piercy C, Tolppanen H, Mebazaa A. Alterações fisiológicas na gravidez. Cardiovasc J Afr. 2016 Mar-Abr;27(2):89-94.
3. Chandra M, Paray AA. Natural Physiological Changes During Pregnancy (Alterações Fisiológicas Naturais Durante a Gravidez). Yale J Biol Med. 2024 Mar 29;97(1):85-92.
4. Gangakhedkar GR, Kulkarni AP. Physiological Changes in Pregnancy (Alterações Fisiológicas na Gravidez). Indian J Crit Care Med. 2021 Dec;25(Suppl 3):S189-S192.
5. Gangakhedkar GR, Kulkarni AP. Physiological Changes in Pregnancy (Alterações Fisiológicas na Gravidez). Indian J Crit Care Med. 2021 Dez;25(Suppl 3):S189-S192
6. Kazma JM, van den Anker J, Allegaert K, Dallmann A, Ahmadzia HK. Alterações anatómicas e fisiológicas da gravidez. J Pharmacokinet Pharmacodyn. 2020 Aug;47(4):271-285.
7. Soma-Pillay P, Nelson-Piercy C, Tolppanen H, Mebazaa A. Alterações fisiológicas na gravidez. Cardiovasc J Afr. 2016 Mar-Abr;27(2):89-94.
8. Chandra M, Paray AA. Natural Physiological Changes During Pregnancy (Alterações Fisiológicas Naturais Durante a Gravidez). Yale J Biol Med. 2024 Mar 29;97(1):85-92.

Capítulo 3: Cuidados orais na mulher grávida

Autor: (Maj) Dr. Priyank Sen, Oficial dentário da secção de ortodontia, Centro dentário militar de Gwalior, Madhya Pradesh, Índia

---

A gravidez é um período de transformação no ciclo de vida de uma mulher que envolve transformações dramáticas em quase todas as partes do corpo, mesmo nas orais. Essas transformações podem ser o resultado da flutuação periódica das hormonas que pode ocorrer durante as mudanças na dieta e também envolvem alterações no sistema imunitário que causam vulnerabilidade entre as mulheres grávidas em relação às condições orais. Nunca é demais salientar a importância de manter uma boa higiene oral durante este período, uma vez que uma má saúde oral não só afecta a mãe, como também tem potenciais implicações para o feto em desenvolvimento. Uma má higiene oral durante a gravidez pode levar a condições como a doença das gengivas e a cárie dentária, que, se não forem tratadas, podem contribuir para complicações como o nascimento prematuro, o baixo peso à nascença e outros resultados adversos[1].

A gravidez é frequentemente acompanhada por alterações hormonais significativas, particularmente nos níveis de estrogénio e progesterona. Estas hormonas afectam o corpo de várias formas, incluindo a alteração da resposta do tecido gengival à placa bacteriana. [2] Esta sensibilidade acrescida pode resultar em gengivite na gravidez, uma condição caracterizada por vermelhidão, inchaço e sangramento das gengivas. A caraterística comum é o início no segundo trimestre da gravidez, e o não controlo pode levar à periodontite, uma infeção mais intensa da gengiva. A periodontite envolve a destruição do osso e do tecido que sustenta a estrutura do dente e tem sido associada a processos inflamatórios sistémicos que afectam o resultado durante a gravidez.

Outros problemas frequentemente encontrados ao longo da gravidez são as cáries dentárias. As alterações nos hábitos alimentares, como a preferência por snacks açucarados ou a ingestão frequente de alimentos devido a desejos, contribuem para a cárie dentária. Além disso, a maioria das mulheres grávidas tem náuseas e vómitos, especialmente durante o primeiro trimestre. A exposição constante dos dentes aos ácidos do estômago corrói o esmalte, tornando-os mais susceptíveis a cáries. Esta condição é agravada se as práticas de higiene oral estiverem comprometidas, uma vez que as náuseas podem desencorajar algumas mulheres a escovar os dentes e a usar o fio dental com frequência. Entre outras condições orais invulgares associadas à gravidez, os granulomas piogénicos, ou mais vulgarmente conhecidos como tumores da gravidez, surgem nas gengivas devido aos efeitos das alterações hormonais, levando a um aumento da inflamação, em resultado de alterações hormonais e inflamatórias. Estes crescimentos não são normalmente dolorosos, mas causam desconforto, dor e mal-estar, por vezes até sangramento quando irritados durante a alimentação, mas normalmente desaparecem após o parto, exceto se causarem grande desconforto ou interferirem com as funções orais e exigirem intervenções. [3-5]

Outra preocupação que as mulheres grávidas enfrentam é uma condição chamada boca seca ou xerostomia. Quando os níveis de saliva diminuem durante a gravidez, as mulheres sentem frequentemente o desconforto da boca seca. A saliva ajuda na saúde oral, uma vez que quebra os ácidos, elimina os pedaços de comida e limita a ocorrência de bactérias nocivas na boca. Assim, um indivíduo que tenha quantidades reduzidas de saliva irá provavelmente sofrer de cáries e infecções nas gengivas. A hidratação, entre outros cuidados orais, deve, portanto, ser abordada em mulheres grávidas . [6,7] Os enjoos matinais são um dos aspectos mais difíceis da gravidez e podem afetar diretamente a saúde oral. Os vómitos expõem frequentemente os dentes aos ácidos do estômago, que causam erosão do esmalte. Com o tempo, esta erosão pode causar sensibilidade nos dentes e aumentar o risco de cárie. As mulheres grávidas que sofrem de enjoos matinais devem lavar a boca com água ou com uma solução neutralizante imediatamente após o vómito para minimizar a exposição aos ácidos. É extremamente importante não escovar os dentes logo após o vómito porque o esmalte está temporariamente amolecido pelo ácido do vómito, que pode ser ainda mais danificado com a escovagem.

A má saúde oral das mulheres grávidas constitui um perigo não só para a própria mãe, mas também para a criança. A investigação indicou que a doença gengival materna aumenta o risco de baixo peso à nascença e de nascimentos prematuros. As bactérias e os mediadores inflamatórios envolvidos na doença periodontal podem entrar na corrente sanguínea e, assim, chegar à placenta, onde causam uma resposta inflamatória que pode provocar um trabalho de parto prematuro ou um crescimento limitado do feto. Além disso, existem provas de uma associação entre a saúde oral materna e condições como a pré-eclampsia e a diabetes gestacional, demonstrando os efeitos sistémicos da infeção e inflamação oral. A má saúde oral durante a gravidez estende-se para além do próprio parto. As cáries dentárias maternas não tratadas podem levar a mãe a partilhar utensílios ou a beijar os bebés, transferindo assim bactérias causadoras de cáries para o recém-nascido. Como tal, a saúde oral materna definirá o futuro resultado da saúde oral da criança, garantindo que, se for dada a devida atenção à saúde dentária durante a conceção, as bactérias nocivas podem ser facilmente transferidas para a criança. [8]

Para ultrapassar estes problemas, as mulheres grávidas devem ser proactivas em relação aos cuidados orais. A escovagem pelo menos duas vezes por dia com pasta dentífrica com flúor e o uso diário de fio dentário são as práticas básicas para evitar a acumulação de placa bacteriana e manter as gengivas saudáveis. Normalmente, aconselha-se uma escova de dentes de cerdas macias para evitar a irritação das gengivas em casos de sensibilidade gengival nas mulheres grávidas. Para além dos hábitos de higiene pessoal, os hábitos alimentares são muito essenciais para a saúde oral durante a gravidez. Uma dieta rica em cálcio e vitamina D contribui para o estado saudável dos dentes e das gengivas, ao passo que limitar os snacks e as bebidas açucaradas pode ajudar a prevenir as cáries.

Os check-ups dentários regulares são essenciais para monitorizar a saúde oral e resolver problemas precocemente. Muitas mulheres evitam visitar o dentista durante a gravidez devido a preocupações de segurança, mas a maioria dos tratamentos dentários, incluindo limpezas, obturações e extracções, são seguros e até recomendados durante este período. O segundo trimestre é considerado a melhor altura para os procedimentos dentários, uma vez que os principais órgãos do bebé já se desenvolveram e a mãe também é provável que se sinta mais confortável. Os dentistas também podem oferecer medidas preventivas secundárias, incluindo tratamento com flúor e orientação específica para lidar com problemas de saúde oral relacionados com a gravidez. Os prestadores de cuidados de saúde, tais como obstetras, parteiras e dentistas, têm um papel fundamental na promoção da saúde oral durante a gravidez. Os obstetras e as parteiras devem perguntar às suas pacientes sobre a saúde oral num exame pré-natal de rotina e obrigá-las a visitar um dentista. Podem também dar conselhos gerais às mulheres sobre como manter a sua higiene oral e encaminhá-las para dentistas para obterem cuidados adequados. Os dentistas devem ser capazes de lidar com as necessidades das pacientes grávidas, desde o tratamento da gengivite na gravidez até ao ensino das mulheres sobre o impacto da saúde oral durante a gravidez.

A sensibilização para a sua importância e para serviços dentários fáceis e acessíveis pode tornar os cuidados orais relacionados com a gravidez ainda melhores através de iniciativas de saúde pública. Os incentivos para as mulheres grávidas, através da organização de campanhas educativas contra mitos como o de que os tratamentos dentários não podem prejudicar uma mulher grávida e sobre os benefícios dos cuidados preventivos, criarão um maior interesse nessas pessoas no sentido de obterem cuidados orais perfeitos. Para manter a consistência das mensagens sobre cuidados orais para as mulheres grávidas, os programas de cuidados pré-natais poderiam incorporar a saúde oral nos cuidados pré-natais. Outro momento crucial para a saúde oral é o pós-parto. Muitas mulheres não prestam muita atenção à sua saúde oral devido à necessidade de cuidar de um recém-nascido. No entanto, é necessário manter uma boa higiene oral e seguir as consultas dentárias para evitar problemas dentários a longo prazo. As consultas dentárias pós-parto também proporcionam uma oportunidade para tratar quaisquer problemas de saúde oral residuais da gravidez, assegurando que as mães mantêm a sua saúde oral durante a transição para a parentalidade.

Cuidados orais em mulheres grávidas: a relação com as doenças cardíacas: A gravidez é uma viagem fisiológica verdadeiramente notável, mas também apresenta exigências únicas para o corpo da mulher, incluindo os sistemas cardiovascular e de saúde oral. Entre a miríade de preocupações de saúde durante a gravidez, a interação entre a saúde oral e as doenças cardíacas é uma área de foco emergente. As alterações hormonais, as mudanças na dieta e um sistema imunitário alterado tornam as mulheres grávidas mais susceptíveis a problemas de saúde oral, como doenças das gengivas e cáries dentárias. Estes problemas, se não forem tratados, podem ter efeitos prejudiciais para a saúde da mãe, uma vez que podem desencadear problemas cardíacos que já estão a piorar ou levar a problemas cardiovasculares. Assim, os cuidados orais adequados durante a gravidez são cruciais não só para a manutenção da higiene oral, mas também para prevenir efeitos sistémicos que podem ser adversos para o coração e para a saúde da mãe e do bebé.

Saúde oral, inflamação e riscos cardiovasculares na gravidez: A relação entre a saúde oral e a doença cardíaca está enraizada na resposta inflamatória. A doença das gengivas, ou doença periodontal, é caracterizada pela inflamação das gengivas causada pela placa bacteriana. Esta inflamação pode estender-se para além da cavidade oral, libertando mediadores inflamatórios como as citocinas para a corrente sanguínea. Durante a gravidez, o risco de doença periodontal aumenta devido ao aumento dos níveis de estrogénio e progesterona, que exacerbam a sensibilidade das gengivas à placa bacteriana. Quando a inflamação oral se torna sistémica, pode causar stress no sistema cardiovascular. A aterosclerose, uma condição de acumulação de placa nas artérias que pode levar a ataques cardíacos e acidentes vasculares cerebrais, tem sido associada à doença periodontal. Para as mulheres grávidas que já têm problemas cardíacos pré-existentes, como defeitos cardíacos congénitos ou arritmias, a doença das gengivas pode ser um fator precipitante para o agravamento dos sintomas cardíacos se não for tratada. Além disso, a inflamação sistémica da doença periodontal tem sido associada à pré-eclampsia. A pré-eclâmpsia é caracterizada por pressão arterial elevada durante a gravidez, que mais tarde na vida pode aumentar as doenças cardiovasculares.

Enjoos matinais, refluxo ácido e saúde cardíaca: Tanto os enjoos matinais como o refluxo gastroesofágico, queixas típicas da gravidez, podem também influenciar indiretamente a saúde cardiovascular, em virtude das complicações para a saúde oral. Expostos aos ácidos estomacais devido aos vómitos repetidos, os dentes desgastam algum esmalte, aumentando a probabilidade de contrair cáries e infecções nas gengivas. A erosão dos dentes e as infecções das gengivas provocam inflamação, que influencia indiretamente a saúde do coração. O refluxo ácido, frequentemente exacerbado por um útero em crescimento que pressiona o estômago, compromete de forma semelhante a resistência do esmalte e irrita as gengivas. Os problemas de saúde oral em mulheres grávidas com problemas cardíacos devem ser controlados, uma vez que a inflamação sistémica devida a doenças gengivais e infecções orais exacerba a carga cardiovascular causada pelas alterações durante a gravidez. Uma boa higiene oral e cuidados dentários imediatos são, portanto, muito cruciais.

O papel dos prestadores de cuidados de saúde na abordagem da saúde oral e cardiovascular: Obstetras, cardiologistas e dentistas são vitais para a saúde oral e para a prevenção de complicações cardiovasculares na gravidez. As condições de saúde oral, incluindo doenças das gengivas ou cáries dentárias, devem ser diagnosticadas numa fase inicial do curso da doença, antes de se deteriorarem e atingirem o sistema cardiovascular. As mulheres grávidas devem ser motivadas a consultar o seu dentista com maior frequência se tiverem algum historial conhecido de doenças cardíacas. São necessárias precauções acrescidas entre os dentistas que lidam com mulheres grávidas que sofrem de doenças cardíacas. Por exemplo, os casos de alto risco podem exigir antibióticos profilácticos antes de qualquer procedimento invasivo que possa ser realizado. A colaboração entre os profissionais de medicina dentária e a equipa cardiovascular é muito importante para que a gravidez receba cuidados completos e seguros. A gravidez, por si só, impõe um stress significativo ao sistema cardiovascular. O volume sanguíneo aumenta até 50%, o débito cardíaco aumenta e o coração trabalha mais para satisfazer as exigências do organismo. Estas alterações tornam os cuidados orais ainda mais importantes, uma vez que a presença de infecções ou inflamações orais pode sobrecarregar ainda mais o sistema cardiovascular. Para as mulheres com doenças cardíacas subjacentes, como a doença cardíaca valvular ou a cardiomiopatia, as infecções orais podem representar sérios riscos.

A endocardite bacteriana, uma infeção potencialmente fatal do revestimento interno do coração, é uma preocupação especial. Ocorre quando bactérias orais provenientes de doenças das gengivas ou de procedimentos dentários entram na corrente sanguínea e se alojam no coração, especialmente em indivíduos com anomalias pré-existentes nas válvulas cardíacas. Para as mulheres grávidas com um historial de doença cardíaca reumática ou válvulas cardíacas protésicas, é essencial ter cuidados orais meticulosos e visitas dentárias preventivas para reduzir o risco de endocardite bacteriana.

Relação entre a saúde oral e o risco de pré-eclampsia e futuras doenças cardiovasculares: A tensão arterial elevada acompanhada de lesões orgânicas, principalmente do fígado e dos rins, causa o grave problema da pré-eclampsia durante a gravidez. A doença periodontal está mais fortemente associada do que nunca à pré-eclâmpsia. A ação inflamatória associada à doença das gengivas pode libertar substâncias químicas nocivas, levando ao mau funcionamento do endotélio, influenciando assim diretamente a pré-eclâmpsia. A pré-eclâmpsia não tem apenas um risco acrescido de resultados adversos na gravidez, mas também de doenças cardíacas numa fase posterior da vida. As mulheres vítimas de pré-eclâmpsia têm um risco mais elevado de hipertensão, acidente vascular cerebral e outras doenças cardiovasculares. A prevenção da saúde oral durante a gravidez pode ajudar a reduzir o risco de pré-eclampsia e os seus potenciais efeitos no sistema cardiovascular mais tarde na vida.

Conseguir uma boa saúde oral durante a gravidez para prevenir doenças cardíacas: Para reduzir os riscos de complicações cardiovasculares associadas a uma má saúde oral, as mulheres grávidas devem manter a higiene oral. A escovagem com pasta dentífrica com flúor, o uso diário de fio dental e o enxaguamento com um elixir bucal antimicrobiano reduzem significativamente a acumulação de placa bacteriana e a inflamação das gengivas. Estas mulheres devem ser aconselhadas a evitar snacks e bebidas açucaradas, que causam cáries dentárias, e a seguir uma dieta equilibrada rica em cálcio, vitamina D e ácidos gordos ómega 3 para apoiar a saúde oral e cardiovascular. Para as mulheres que sofrem de enjoos matinais, lavar a boca com água ou com uma solução de flúor depois de vomitar pode ajudar a neutralizar os ácidos do estômago e a proteger o esmalte dos dentes. Beber muita água ao longo do dia também estimula a produção de saliva, que lava as partículas de alimentos e as bactérias. Os exames dentários de rotina são importantes para detetar precocemente problemas de saúde oral. Normalmente, é durante o segundo trimestre que uma mulher grávida pode submeter-se com segurança a procedimentos dentários, porque o feto não é tão sensível nesta fase. Os dentistas podem trabalhar com cardiologistas para decidir sobre a melhor abordagem possível para gerir a saúde oral sem comprometer a estabilidade cardiovascular em mulheres grávidas com problemas cardíacos.

Estabelecimento de um consultório dentário em clínicas de obstetrícia para cuidados maternos abrangentes:

Nos últimos anos, tem havido um reconhecimento crescente da importância da saúde oral durante a gravidez e do seu impacto direto no bem-estar materno e fetal. Um dos conceitos emergentes que visa melhorar este aspeto dos cuidados pré-natais é a criação de um departamento de ambulatório dentário dedicado (OPD) dentro das clínicas de obstetrícia e ginecologia (OBGYN). Esta integração procura oferecer uma abordagem holística aos cuidados pré-natais através da combinação de serviços dentários e obstétricos, proporcionando uma oportunidade única para um rápido rastreio, diagnóstico e tratamento de problemas de saúde oral em mulheres grávidas. Este conceito está a ganhar força devido ao seu potencial para abordar a ligação frequentemente negligenciada entre a saúde oral e os resultados globais da saúde materna, especialmente durante a gravidez.

Durante a gravidez, as mulheres enfrentam uma série de alterações fisiológicas significativas que as tornam vulneráveis a todo o tipo de problemas de saúde oral. As alterações incluem o equilíbrio hormonal, em particular, através do aumento dos níveis de estrogénio e progesterona que estimulam uma reação exagerada à placa bacteriana. Isto contribui para ocorrências comuns como a gengivite da gravidez. Além disso, a fadiga relacionada com a gravidez pode contribuir para a cárie dentária e outros problemas de saúde oral, para além de náuseas, vómitos, alteração da dieta e redução da higiene oral. Estas condições têm frequentemente consequências graves e podem resultar em partos prematuros, baixo peso à nascença ou pré-eclampsia, pelo que requerem deteção e tratamento precoces. No entanto, apesar da forte relação entre a saúde oral e o resultado da gravidez, muitas mulheres não recebem serviços dentários adequados durante a gravidez devido a um menor conhecimento sobre o assunto ou ao facto de os serviços dentários não serem acessíveis.

A criação de um serviço de medicina dentária numa clínica de ginecologia e obstetrícia constitui uma solução inovadora para este desafio. Este modelo elimina as barreiras que muitas vezes impedem as mulheres grávidas de procurar cuidados dentários, tais como dificuldades de tempo e de transporte e preocupações relacionadas com a segurança dos tratamentos durante a gravidez, permitindo que os serviços dentários sejam prestados nas mesmas instalações em que as futuras mães recebem os seus cuidados pré-natais. Um serviço de medicina dentária na clínica de ginecologia e obstetrícia garante um rastreio e uma intervenção imediatos para tratar os problemas de saúde oral o mais cedo possível e, assim, evitar os seus efeitos adversos durante a gravidez. A conveniência também aumenta, uma vez que os serviços obstétricos e dentários podem ser acedidos num único local, melhorando a adesão das pacientes e garantindo ainda mais cuidados abrangentes.

O conceito de uma OPD dentária no contexto da OBGYN não tem apenas a ver com conveniência, mas também com a melhoria dos resultados globais da gravidez. A investigação demonstrou uma forte ligação entre a doença periodontal e os resultados adversos da gravidez, como o trabalho de parto prematuro, o baixo peso à nascença e a pré-eclampsia. Estes processos inflamatórios desencadeados pelas doenças gengivais podem chegar à corrente sanguínea e causar problemas não só nas gengivas e nos dentes, mas também no estado sistémico geral, complicando a gravidez. Ao efetuar rastreios dentários nos exames pré-natais de rotina, os problemas dentários podem ser tratados antes de se tornarem um problema de saúde grave. A intervenção precoce reduzirá consideravelmente as complicações relacionadas com a má saúde oral durante a gravidez.

Esta inclusão de cuidados dentários numa clínica de ginecologia e obstetrícia pode também ajudar a contrariar os mitos prevalecentes que as mulheres grávidas possam ter relativamente aos procedimentos dentários serem prejudiciais durante a gravidez. Muitas mulheres grávidas evitam os check-ups dentários por receio de que um tratamento dentário possa prejudicar os seus bebés ou causar-lhes qualquer tipo de doença. Com uma OPD dentária dedicada no contexto da OBGYN, as pacientes podem receber formação de prestadores de cuidados de saúde de confiança que são bem versados em saúde obstétrica e dentária. Esta abordagem colaborativa ajuda a tranquilizar as futuras mães quanto ao facto de os cuidados dentários de rotina, tais como limpezas, obturações e mesmo determinados procedimentos dentários, serem seguros durante a gravidez, especialmente quando efectuados com as precauções adequadas.

Este modelo de cuidados integrados abre caminhos significativos para os cuidados preventivos. Através da clínica OBGYN, os profissionais de medicina dentária podem oferecer às mulheres grávidas informações sobre a melhor forma de manter uma boa higiene oral durante a gravidez. Esses conselhos também podem ser oferecidos com os cuidados pré-natais normais sobre como prevenir problemas comuns de saúde oral, como a gengivite na gravidez. Por exemplo, os prestadores de cuidados de saúde dentária podem ensinar à paciente mais sobre a escovagem e o uso frequente do fio dental para controlar o desenvolvimento da placa bacteriana e sobre como uma boa dieta apoia a saúde oral. Em segundo lugar, podem também aconselhar as suas pacientes sobre como gerir as condições de náuseas e vómitos que aumentam o risco de erosão do esmalte. Isto criará a oportunidade para as mulheres compreenderem o aspeto da manutenção da sua saúde oral, de modo a poderem prevenir problemas de saúde oral durante a gravidez.

O lançamento de um consultório dentário numa unidade de OBGYN ajuda a criar uma colaboração interdisciplinar em que obstetras, ginecologistas e dentistas trabalham em conjunto. Esta abordagem envolverá uma equipa que trabalha no terreno, assegurando assim que as preocupações com a saúde oral se tornem parte das preocupações gerais com a saúde da mulher grávida e, por conseguinte, promovendo uma abordagem coordenada dos cuidados. [5] Os factores de risco para os problemas de saúde oral podem ser identificados durante as consultas pré-natais de rotina, em que um obstetra pode encaminhar uma paciente para o serviço de medicina dentária para uma avaliação mais aprofundada. Em contrapartida, os profissionais de medicina dentária podem alertar os obstetras para os problemas dentários susceptíveis de afetar o resultado da gravidez. Esta comunicação mútua reforça os cuidados prestados e assegura a otimização da saúde materna e fetal.

Numa escala mais alargada, a integração de serviços dentários na clínica OBGYN também pode ajudar a reduzir os custos globais de cuidados de saúde associados às complicações da gravidez. Ao tratar os problemas de saúde oral numa fase precoce, pode ser minimizada a necessidade de tratamentos mais dispendiosos e complexos numa fase posterior da gravidez. Isto reduzirá a taxa de internamento hospitalar causada por complicações na gravidez resultantes de uma saúde oral deficiente, como o parto prematuro ou a diabetes gestacional. Em segundo lugar, através da prestação de cuidados dentários preventivos, pode reduzir-se a perda de dentes, bem como outras condições orais a longo prazo, proporcionando assim uma vida de qualidade após o parto. [3,6] O sucesso de um consultório dentário na clínica de ginecologia e obstetrícia não se deve apenas à prestação de serviços dentários, mas também à educação das pessoas sobre a importância da saúde oral durante a gravidez. As iniciativas de saúde pública centradas na ligação entre a saúde oral e os resultados materno-fetais poderiam aumentar o número de mulheres que procuram cuidados dentários durante a gravidez. A formação de obstetras e outros prestadores de cuidados pré-natais sobre como identificar os sinais de problemas de saúde oral e encaminhar as pacientes para profissionais de medicina dentária é também um aspeto importante.

Referências:

1. Silk H, Douglass AB, Douglass JM, Silk L. Oral health during pregnancy (Saúde oral durante a gravidez). Am Fam Physician. 2008 Apr 15;77(8):1139-44.

2. Russell SL, Mayberry LJ. Gravidez e saúde oral: uma revisão e recomendações para reduzir as lacunas na prática e na investigação. MCN Am J Matern Child Nurs. 2008 Jan-Fev;33(1):32-7.
3. Jahan SS, Hoque Apu E, Sultana ZZ, Islam MI, Siddika N. Oral Healthcare during Pregnancy: Its Importance and Challenges in Lower-Middle-Income Countries (LMICs). Int J Environ Res Public Health. 2022 Aug 27;19(17):10681.
4. Ressler-Maerlender J, Krishna R, Robison V. Saúde oral durante a gravidez: investigação atual. J Womens Health (Larchmt). 2005 Dec;14(10):880-2
5. Mills LW, Moses DT. Saúde oral durante a gravidez. MCN Am J Matern Child Nurs. 2002 Sep-Out;27(5):275-80; quiz 281.
6. Dr. Major Priyank Sen, Dr. Nikhil Kumar, Dr. Preeti Kale. Sucesso a longo prazo dos implantes dentários: Protocolos de manutenção e cuidados com o paciente. Jour Med Dent Fron, 01(Suppl 1), S23-S28, janeiro de 2024.
7. Morgan MA, Crall J, Goldenberg RL, Schulkin J. Oral health during pregnancy (Saúde oral durante a gravidez). J Matern Fetal Neonatal Med. 2009 Sep;22(9):733-9.
8. Dr. Major Priyank Sen, Dr. Jyoti Sanjay Kshirsagar, Dr. Rachita Mustilwar. Nanotecnologia em medicina dentária: Revolucionando os cuidados de saúde oral para o futuro. Jour Med Dent Fron, 01(Suppl 1), S37-S44, janeiro de 2024

Capítulo 4: Mecanismos de dor e analgesia de parto

Autor: Dr. Md Irfanul Haque, Professor Associado, Departamento de Anestesia, Faculdade de Medicina Dentária, Jamia Millia Islamia, Jamia Nagar, Nova Deli, Deli, Índia.

A dor do parto é um dos tipos de dor mais intensos que as mulheres sentem; a sua origem é uma combinação de factores fisiológicos e psicológicos. Os mecanismos da dor de parto são complexos e os seus processos activam receptores de dor ou nociceptores no corpo. Por conseguinte, o objetivo da analgesia de parto é tratar eficazmente esta dor, cuidando ao mesmo tempo da mãe e do feto. Ao longo dos anos, as técnicas anestésicas têm avançado, oferecendo várias opções para aliviar as dores de parto, desde a intervenção farmacológica à abordagem não farmacológica. Este capítulo aborda os mecanismos envolvidos na dor durante o trabalho de parto, bem como as várias abordagens à analgesia de parto, incluindo os princípios e os avanços actuais na técnica subjacente à gestão da dor obstétrica.

Mecanismos de dor no trabalho de parto:

Existem duas grandes categorias de dor sentidas durante o trabalho de parto: a dor somática e a dor visceral. Estes dois tipos de dor resultam de processos fisiológicos diferentes e contribuem para a experiência global do trabalho de parto.

A dor visceral resulta principalmente das contracções uterinas e da distensão do colo do útero. Este tipo de dor é frequentemente descrito como profundo, com cãibras e mal localizado. É mediada pelos nociceptores (receptores da dor) no útero e no colo do útero, que são estimulados pelas contracções uterinas e pela dilatação do colo do útero. Estes receptores são sensíveis a estímulos mecânicos, térmicos e químicos. O músculo uterino, apesar de estar envolvido nas contracções, não sente dor porque não tem receptores de dor. No entanto, a dor é transmitida através dos nervos aferentes para a medula espinal e, a partir daí, para o cérebro através do trato espinotalâmico. A dor visceral durante o trabalho de parto é tipicamente mais intensa durante a primeira fase, que envolve o apagamento e a dilatação do colo do útero.

A dor somática é mais localizada e mais aguda, ocorrendo normalmente durante a segunda fase do trabalho de parto. Isto deve-se à tensão exercida sobre os tecidos vaginais e perineais e sobre o pavimento da pélvis em termos de músculos, à medida que o feto se desloca pelo canal até ao nascimento. A dor somática é transmitida por nervos chamados nervos pudendos, que passam informações da área vaginal e da região perineal para a coluna vertebral. Estes nervos são menos generalizados do que os viscerais; por isso, provocam uma perceção mais localizada da dor.

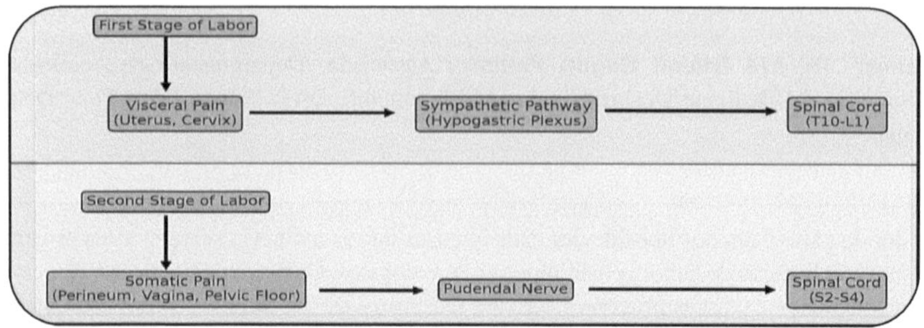

Durante a primeira fase do trabalho de parto, a dor é visceral. Este tipo de dor provém do útero e do colo do útero à medida que estes se contraem e dilatam. A dor é geralmente descrita como profunda, sem brilho e mal localizada. As fibras nervosas aferentes que transmitem a dor visceral viajam com os nervos simpáticos. Essas fibras chegam à medula espinhal através do plexo hipogástrico, entrando nos níveis toracolombares. Especificamente, as raízes nervosas aferentes viscerais envolvidas na dor do parto correspondem a T10 a L1. Essas fibras fazem sinapse no corno dorsal da medula espinhal, onde os sinais de dor são processados antes de serem retransmitidos para centros superiores no cérebro. O componente eferente durante esta fase é mediado por fibras autonómicas, que controlam as contracções uterinas e outras actividades viscerais que são essenciais para a progressão do trabalho de parto. [1]

Quando o trabalho de parto entra na segunda fase, a dor torna-se sobretudo somática. Isto ocorre devido ao movimento da cabeça do feto para baixo. A dor somática estica e comprime o períneo, a vagina e os músculos do pavimento pélvico. A dor somática é aguda, intensa e bem localizada, pois envolve estruturas ricamente inervadas por nervos somáticos, ao contrário da dor visceral. Este tipo de dor é transmitido pelo nervo pudendo, que tem origem nas raízes do nervo sacro, nomeadamente S2, S3 e S4. Estas fibras transmitem os sinais de dor para o corno dorsal da medula espinal, onde são integrados e enviados para o cérebro. As vias eferentes nesta fase são mais ou menos motoras, proporcionando a capacidade de provocar contracções musculares voluntárias e reflexivas para a expulsão do feto.

A compreensão dos valores dessas raízes nervosas - ou seja, T10 a L1 para dor visceral e S2 a S4 para dor somática - forma a base das estratégias anestésicas para o trabalho de parto. As técnicas de anestesia regional, incluindo a anestesia epidural ou raquidiana, são adaptadas para bloquear essas raízes nervosas específicas para um alívio eficaz da dor, garantindo a segurança materna e o bem-estar fetal. Por exemplo, um bloqueio epidural de T10 a L1 pode ajudar a aliviar a dor visceral durante a primeira fase do trabalho de parto, ao passo que a extensão do bloqueio de S2 a S4 pode ajudar a aliviar a dor somática durante a segunda fase. Essa abordagem precisa ressalta a importância da neuroanatomia na otimização da analgesia de parto.

Respostas fisiológicas à dor do parto:

O corpo reage à dor do parto da forma mais complexa, produzindo efeitos fisiológicos e psicológicos. De facto, a dor do parto desencadeia o sistema nervoso simpático do corpo, culminando numa série de respostas fisiológicas para lidar com o stress do parto; isto inclui um aumento da frequência cardíaca, da pressão arterial e da frequência respiratória, entre outros, juntamente com níveis de hormonas como o cortisol e a adrenalina.

O aumento dos níveis de cortisol e adrenalina tem vários efeitos na mãe e no feto. Enquanto estas hormonas do stress aumentam os níveis de energia para preparar o corpo para o parto, a dor prolongada ou intensa leva à exaustão materna e à hiperventilação. [2,3] A hiperventilação pode provocar uma queda do dióxido de carbono no sangue, levando a uma alcalose respiratória e a possíveis perturbações na oxigenação da mãe e do feto. O feto também ficará stressado porque o fluxo sanguíneo uteroplacentário será baixo, o que se deve à resposta simpática elevada da mãe. Isto pode causar ainda mais problemas de oxigenação e de bem-estar do feto.

Para além do impacto fisiológico, a dor do parto também causa muitos efeitos psicológicos. Entre as mães de primeira viagem, o medo, a ansiedade e a tensão são emoções muito comuns. O impacto psicológico agrava ainda mais a experiência da dor e prolonga o processo de trabalho de parto. O aumento das catecolaminas, incluindo a norepinefrina, aumenta a angústia psicológica, o que pode prejudicar as contracções uterinas e levar a um trabalho de parto prolongado e a uma dor exagerada. A analgesia de parto ajuda a reduzir a experiência dolorosa não só corrigindo a causa fisiológica da dor, mas também minimizando a pressão emocional do procedimento de parto.

Papel da analgesia de parto

A analgesia de parto destina-se a proporcionar alívio da dor, permitindo simultaneamente que a mulher participe ativamente no processo de nascimento. Um método ideal de analgesia de parto deve proporcionar um alívio eficaz da dor com o mínimo de efeitos secundários, tanto para a mãe como para o bebé. A analgesia de parto pode ser amplamente classificada em duas categorias: métodos farmacológicos e métodos não farmacológicos. [4,5] Os métodos mais comuns através dos quais a analgesia de parto é iniciada são os métodos farmacológicos. Entre eles, drogas como opióides, anestésicos locais, analgesia regional e muitas outras drogas têm sido utilizadas até agora. Métodos não farmacológicos de controlo da dor do parto: Estes métodos estão principalmente relacionados com intervenções psicológicas e intervenções físicas para aliviar a dor do parto.

Analgesia epidural:

Atualmente, este é o método mais avançado para proporcionar uma boa analgesia de parto, embora apenas para casos de alto risco. Envolve a administração de anestésicos locais, normalmente em combinação com opiáceos, no espaço epidural que rodeia a medula espinal. A combinação de anestésicos locais, como a bupivacaína, a ropivacaína e a levobupivacaína, com opiáceos, como o fentanil ou a morfina, bloqueia a transmissão dos sinais de dor do útero, do colo do útero e do períneo, proporcionando um alívio quase completo da dor e permitindo que a mãe permaneça alerta e participe no parto. A seleção do anestésico local e do opióide baseia-se no nível de analgesia desejado e nos potenciais efeitos secundários.

Analgesia espinhal: É uma das técnicas mais importantes em anestesia obstétrica, pois proporciona o melhor alívio da dor para a mulher em trabalho de parto. Uma pequena dose de anestésico local, frequentemente combinada com um opióide, é injectada no espaço subaracnóideo da coluna lombar. Esta técnica tem um rápido início de analgesia, um alívio profundo da dor e uma menor exposição sistémica ao fármaco, pelo que é a melhor técnica para muitas mulheres em trabalho de parto. A analgesia espinhal é particularmente útil durante as fases avançadas do trabalho de parto, em que o controlo imediato da dor se torna necessário, e é frequentemente utilizada como parte de uma técnica combinada espinhal-epidural para garantir uma analgesia sustentada durante todo o processo de trabalho de parto.

O mecanismo de ação da analgesia espinal é o bloqueio da transmissão da dor do útero e do canal de parto para o cérebro. A bupivacaína ou a ropivacaína actuam para inibir os canais de sódio nas fibras nervosas, não permitindo assim que os impulsos nervosos prossigam. Os opióides incluem o fentanil ou o sufentanil, que facilitam o efeito da analgesia ligando-se aos receptores mu-opióides na medula espinal, modulando ainda mais os sinais de dor a nível central. [6] A utilização sinérgica destes fármacos assegura o alívio eficaz da dor com uma dosagem menor, reduzindo a ocorrência de efeitos secundários como o bloqueio motor ou a hipotensão materna.

Embora seja geralmente segura, a analgesia espinal não está isenta de potenciais complicações. O efeito secundário mais comum é a hipotensão materna, causada pelo bloqueio simpático devido aos anestésicos locais. As medidas profilácticas incluem a administração prévia de fluidos intravenosos e vasopressores como a fenilefrina, atenuando assim este risco. Outras complicações incluem cefaleia pós-punção dural, prurido, especialmente com o uso de opióides, e alterações transitórias da frequência cardíaca fetal devido à hipotensão materna.

Os avanços na analgesia espinal tornaram-na mais segura e mais eficaz. A técnica combinada raqui-peridural proporciona o rápido início da analgesia raquidiana com o efeito prolongado da anestesia peridural. Os regimes de dose ultra-baixa minimizam o bloqueio motor, tornando as mulheres mais móveis durante o trabalho de parto. Novos adjuvantes, como a dexmedetomidina e a clonidina, aumentaram a duração da analgesia e reduziram o número de intervenções. Estas inovações levaram a que a analgesia espinal se tornasse uma pedra angular na gestão da dor do parto, tornando o parto uma experiência mais confortável e controlável para as mães.

Para além da analgesia regional, podem ser administrados analgésicos sistémicos, como opiáceos e sedativos. Os opiáceos mais frequentemente utilizados para o alívio da dor são a morfina, a meperidina e o fentanil. São frequentemente utilizados em mulheres que não estão em condições de se submeter a uma anestesia regional ou que preferem não fazer uma epidural. Os opiáceos podem ser eficazes no controlo da dor, mas podem provocar náuseas, vómitos, sonolência e depressão respiratória, especialmente quando são administradas doses elevadas.[7]

A utilização do óxido nitroso como opção farmacológica é atualmente mais frequente. O óxido nitroso ajuda a aliviar as dores ligeiras a moderadas da mãe, proporcionando-lhe uma oportunidade ideal para assumir o controlo de uma situação que, de outra forma, poderia ser involuntária, como o parto. O óxido nitroso não tem os efeitos secundários dos opiáceos; por conseguinte, os seus benefícios no alívio da dor são limitados, e há ocasiões em que as mulheres com dores graves podem necessitar de meios adicionais para aliviar a situação.

Métodos não farmacológicos de analgesia de parto

Os métodos não farmacológicos podem complementar as intervenções farmacológicas ou ser utilizados isoladamente quando as mulheres preferem evitar os medicamentos. Estas técnicas baseiam-se no relaxamento, na distração e no aumento da sensação de controlo da mulher sobre o processo de trabalho de parto. Os métodos não farmacológicos mais comuns incluem exercícios de respiração, hipnoterapia, massagem, imersão em água e acupunctura.

Os exercícios de respiração e a hipnoterapia ajudam as mulheres a gerir a dor, desviando a sua atenção do desconforto das contracções. As mulheres podem reduzir a tensão, baixar o ritmo cardíaco e encorajar o relaxamento através de uma respiração lenta e profunda. A hipnoterapia destina-se a induzir um estado de relaxamento profundo e de sugestionabilidade, o que ajuda a mulher a gerir a sua perceção da dor.[8,9] A massagem e a imersão em água são outras técnicas que comprovadamente reduzem a dor e melhoram a experiência do trabalho de parto. Massajar as costas, a zona lombar ou outras áreas de tensão pode ajudar a relaxar os músculos e proporcionar conforto. A imersão em água, como numa piscina de parto, tem um efeito calmante e ajuda a aliviar a dor ao reduzir a pressão na pélvis e na zona lombar, proporcionando à mulher uma sensação de leveza e conforto.

Outros métodos não farmacológicos incluem a TENS e a psicoterapia. O TENS é um método que utiliza pequenos impulsos eléctricos para estimular a pele, o que diminui a perceção da dor através da modulação da atividade nervosa. Os impulsos eléctricos são aplicados nas áreas do corpo que sentem dor e bloqueiam os sinais de dor antes de chegarem ao cérebro. As unidades TENS são portáteis, fáceis de utilizar e provaram ser eficazes no alívio das dores de parto, especialmente se forem utilizadas nas fases iniciais.

Outros métodos não farmacológicos de alívio da dor do parto incluem a psicoterapia, como a TCC e o treino de relaxamento. A ideia subjacente a esta forma de tratamento é reduzir a dor do parto ajudando a mulher a gerir os efeitos psicológicos do trabalho de parto, diminuindo a ansiedade e criando estratégias de sobrevivência para ajudar a suportar a dor. Com uma melhor compreensão dos factores emocionais e psicológicos durante o trabalho de parto, a psicoterapia melhora outros métodos de analgesia.

Avanços recentes na analgesia de parto:

Os recentes avanços na analgesia de parto têm-se centrado no aumento da eficácia do alívio da dor e na segurança dos diferentes métodos, tanto para a mãe como para o bebé. Inovações na anestesia regional, incluindo técnicas epidurais de baixa dosagem, foram desenvolvidas para reduzir os efeitos colaterais, como o bloqueio motor, para que as mulheres possam manter maior mobilidade durante o trabalho de parto. Além disso, os anestésicos locais mais recentes, como a ropivacaína e a levobupivacaína, são cada vez mais preferidos devido à sua menor cardiotoxicidade e maior duração de ação, o que ajuda a gerir a dor do parto de forma mais eficiente e com menos complicações[10].

Os dispositivos de PCA também mudaram a face do alívio da dor no parto. Com estes dispositivos, as mulheres podem administrar a si próprias uma dose controlada de analgesia sempre que necessário. Isto dá-lhes a liberdade e o controlo para regular o alívio da dor durante o trabalho de parto. A infusão epidural contínua, juntamente com a ACP, tem-se revelado particularmente eficaz para garantir a continuação do alívio da dor durante um longo trabalho de parto. Outro avanço recente foi o aumento da utilização da bupivacaína lipossómica na analgesia de parto. A bupivacaína lipossomal é uma formulação de ação mais prolongada, que se tornou preferida em alguns centros porque sua administração única pode durar um tempo considerável, dispensando assim a infusão contínua.

Referências:

1. Lam KK, Leung MKM, Irwin MG. Analgesia do trabalho de parto: atualização e revisão da literatura. Hong Kong Med J. 2020 Oct;26(5):413-420.
2. Eberle RL, Norris MC. Analgesia de parto. Uma análise de risco-benefício. Drug Saf. 1996 Abr;14(4):239-51.
3. Pandya ST. Analgesia de parto: Recent advances. Indian J Anaesth. 2010 Sep;54(5):400-8.
4. Cambic CR, Wong CA. Labour analgesia and obstetric outcomes. Br J Anaesth. 2010 Dec;105 Suppl 1:i50-60
5. Silva M, Halpern SH. Analgesia epidural para o trabalho de parto: Técnicas atuais. Local Reg Anesth. 2010;3:143-53.
6. Halliday L, Nelson SM, Kearns RJ. Analgesia epidural no trabalho de parto: A narrative review. Int J Gynaecol Obstet. 2022 Nov;159(2):356-364
7. Sng BL, Sia ATH. Manutenção da analgesia epidural do parto: o antigo, o novo e o futuro. Melhor Prática Res Clin Anaesthesiol. 2017 Mar;31(1):
8. Silva M, Halpern SH. Analgesia epidural para o trabalho de parto: Técnicas actuais. Local Reg Anesth. 2010;3:143-53. doi: 10.2147/LRA.S10237. Epub 2010 Dec 8
9. Callahan EC, Lee W, Aleshi P, George RB. Modern labor epidural analgesia: implications for labor outcomes and maternal-fetal health. Am J Obstet Gynecol. 2023 maio;228(5S):S1260-S1269
10. Pandya ST. Analgesia de parto: Recent advances. Indian J Anaesth. 2010 Sep;54(5):400-8.

Capítulo 5: Farmacologia dos agentes anestésicos em anestesia obstétrica

Autor: Dr. Raveena Kukreja, Residente Sénior, Departamento de Anestesia, AIIMS Raebareli, Indore, Madhya Pradesh, Índia

---

A farmacologia dos agentes anestésicos utilizados em anestesia obstétrica é a espinha dorsal para alcançar o conforto materno e garantir a segurança fetal durante o trabalho de parto, parto e cuidados pós-parto. A gravidez envolve uma série de alterações fisiológicas significativas que influenciam a absorção, distribuição, metabolismo e eliminação de medicamentos. Agentes anestésicos como anestésicos locais, agentes intravenosos, opióides, agentes inalatórios, relaxantes musculares e adjuvantes devem ser escolhidos criteriosamente para equilibrar a analgesia materna e minimizar o risco fetal. Para além dos fármacos anestésicos utilizados no trabalho de parto, na cesariana e durante os procedimentos de emergência, há também o papel dos analgésicos pós-operatórios que incluem os AINE. [1] Estes fármacos e a sua farmacologia na gravidez são considerados para uma discussão pormenorizada, tal como se vê na farmacocinética, farmacodinâmica e utilização clínica da maioria dos fármacos utilizados em contextos obstétricos. Isto inclui as doses administradas, o mecanismo de ação e os riscos, tais como os seus efeitos na transferência placentária.

Absorção e distribuição durante a gravidez:

As alterações fisiológicas na gravidez incluem um aumento do débito cardíaco, do volume sanguíneo e da gordura corporal. Todas essas alterações fisiológicas influenciam a farmacocinética dos medicamentos usados em anestesia. Os fármacos lipofílicos, por exemplo, têm um Vd elevado devido ao aumento da gordura corporal. Além disso, o aumento do volume plasmático decorrente da gravidez pode levar a alterações na concentração do fármaco na corrente sanguínea, especialmente em agentes como anestésicos locais, opióides e anestésicos intravenosos.

Estes processos durante a gravidez podem afetar a absorção de fármacos no trato gastrointestinal: atraso no esvaziamento gástrico, diminuição da acidez gástrica e aumento do volume gástrico. A absorção do fármaco após administração oral pode variar em resultado da alteração dos tempos de esvaziamento gástrico. Uma vez que a gestação aumenta o volume sanguíneo, aumenta a perfusão dos tecidos maternos e, por conseguinte, altera os padrões de distribuição dos fármacos nos tecidos, a concentração plasmática dos fármacos e, por conseguinte, a sua transferência placentária, também deve alterar-se.

Anestésicos locais em anestesia obstétrica:

Os anestésicos locais também são utilizados para controlar a dor durante o parto e as operações de cesariana. Estes medicamentos funcionam segundo o princípio de bloquear a entrada de iões de sódio na célula nervosa, impedindo assim a despolarização e bloqueando a ação do nervo. [2] Exemplos de anestésicos locais utilizados em obstetrícia são a lidocaína, a bupivacaína, a ropivacaína e a levobupivacaína.

A lidocaína é um dos anestésicos mais utilizados no bloqueio epidural para o trabalho de parto e na raquianestesia para cesariana. É metabolizada no fígado e tem uma duração de ação intermédia. O volume de distribuição aumenta durante a gravidez, o que pode prolongar a sua duração de ação. A lidocaína é considerada segura na prática obstétrica, mas deve ser evitada em doses elevadas devido a uma possível toxicidade. Atravessa a placenta, mas normalmente o risco para o feto é mínimo se for administrada de forma adequada.

A bupivacaína é um dos anestésicos locais de ação prolongada amplamente utilizado na analgesia de parto e cesariana. O seu início de ação lento e duração prolongada conferem-lhe o requisito desejado para procedimentos que requerem um período de analgesia prolongado. No entanto, a injeção intravascular inadvertida torna a bupivacaína mais suscetível de causar toxicidade cardiovascular. A bupivacaína sofre metabolismo no fígado e atravessa a placenta; assim, é essencial uma monitorização adequada para evitar a sobre-exposição do feto.

Um anestésico local de ação prolongada mais recente, a ropivacaína, tem uma eficácia semelhante à da bupivacaína, mas apresenta um menor risco de bloqueio motor e de cardiotoxicidade. A ropivacaína é considerada uma alternativa mais segura em anestesia obstétrica, tanto para analgesia de parto quanto para cesariana. É metabolizada no fígado e tem baixa incidência de efeitos colaterais no sistema nervoso central e cardiovascular. Atravessa a placenta, mas os efeitos clínicos no feto são mínimos se a dose for adequada. [3]

A levobupivacaína é um enantiómero da bupivacaína, oferecendo analgesia semelhante com menor toxicidade cardiovascular. É amplamente utilizada em anestesia obstétrica devido à sua capacidade de produzir um alívio eficaz da dor sem qualquer risco de efeitos adversos maternos e fetais. A levobupivacaína tem uma ação mais prolongada do que a ropivacaína, mas é mais segura para o perfil cardiovascular do que a bupivacaína. Também é metabolizada no fígado e atravessa a placenta.

Anestesia obstétrica - anestésicos intravenosos:

Na maioria dos casos, os anestésicos intravenosos têm sido essenciais na indução e manutenção da anestesia no parto cesáreo. Existem vários agentes intravenosos que são usados no tratamento de casos obstétricos, como propofol, etomidato, cetamina e tiopental. No entanto, esses agentes variam entre si em termos de perfil farmacocinético e efeitos colaterais, influenciando assim seu uso em pacientes grávidas.

O propofol é o agente de indução mais utilizado devido ao seu rápido início de ação, curta duração de ação e farmacocinética favorável. É altamente lipofílico, o que permite a sua rápida passagem através da barreira hemato-encefálica. O volume de distribuição aumenta na gravidez. Assim, podem ser necessárias doses mais elevadas de propofol para a indução. O metabolismo ocorre no fígado e a excreção é feita pelos rins. O propofol atravessa a placenta, mas os efeitos no feto são mínimos com doses adequadas. A sobredosagem pode provocar depressão respiratória neonatal e sedação.

O etomidato é um anestésico intravenoso muito potente que é normalmente utilizado em doentes com função cardiovascular comprometida porque tem efeitos mínimos na tensão arterial e na frequência cardíaca. O etomidato tem um início de ação rápido e uma duração de ação curta, tal como o propofol, e pode ser utilizado para indução durante o parto por cesariana. No entanto, o etomidato tem o potencial de suprimir a função adrenal, o que pode ser prejudicial para a mãe durante o trabalho de parto. [4,5] Sabe-se que o etomidato atravessa a placenta; embora resulte em sedação ligeira do recém-nascido, o seu efeito fetal é mínimo.

A cetamina é um anestésico dissociativo que proporciona propriedades analgésicas e anestésicas. É particularmente útil em situações de emergência obstétrica em que a anestesia regional não pode ser obtida ou em caso de dificuldade no controlo das vias aéreas. Aumenta a pressão arterial e a taquicardia devido aos seus efeitos simpaticomiméticos, uma vantagem em doentes hipotensos mas uma desvantagem noutros. Outra vantagem é o facto de não deprimir significativamente a função respiratória, o que é crítico durante a cesariana ou em doentes obstétricas de alto risco. A cetamina atravessa a placenta, embora possa ocorrer depressão fetal; no entanto, este fármaco é geralmente considerado seguro para utilização em anestesia obstétrica, se administrado corretamente.

Os outros agentes intravenosos têm uma duração de ação mais curta, e o tiopental, um barbitúrico, é menos utilizado atualmente devido a este facto. O tiopental ainda pode ser utilizado para indução rápida de anestesia durante a cesariana. É metabolizado pelo fígado e excretado pelos rins. A sua farmacocinética é alterada na gravidez devido a alterações da função hepática. O tiopental atravessa a placenta e deprime o feto, especialmente quando administrado em grandes doses.

Opióides em anestesia obstétrica:

Os opióides são amplamente utilizados para o controlo da dor no trabalho de parto e no parto por cesariana. Os opióides mais utilizados em obstetrícia são o fentanil, a morfina e o sufentanil. Os opióides actuam nos receptores opióides do sistema nervoso central para produzir analgesia e sedação, mas têm efeitos secundários como depressão respiratória e náuseas.

O fentanilo é um opióide sintético muito utilizado na anestesia epidural e raquidiana devido ao seu rápido início de ação e à sua curta duração. O fentanil é altamente lipofílico e redistribui-se rapidamente, o que significa que é metabolizado pelo fígado. O fármaco atravessa a placenta e a exposição do feto pode causar depressão respiratória, bradicardia ou sedação; no entanto, quando administrado corretamente, este risco para o feto é mínimo. [6]

A morfina é um dos opióides de ação prolongada utilizados para o controlo da dor pós-operatória em partos por cesariana. Tem maior início e duração em comparação com o fentanil, e a morfina é metabolizada pelo fígado e excretada pelos rins. Como a morfina atravessa a placenta, a dose materna excessiva pode levar à depressão respiratória e sedação neonatal. A utilização deste fármaco deve ser cuidadosamente observada para evitar estes riscos.

O sufentanil, sendo um opióide muito potente, exerce um melhor efeito analgésico com doses relativamente baixas de fentanil. O sufentanilo partilha o início de ação com o fentanilo, mas com um início de ação mais rápido e uma duração mais curta, o que o torna mais adequado para a analgesia de parto e o parto por cesariana. O sufentanil também atravessa a barreira placentária, como no caso do fentanil; o recém-nascido sofre de depressão respiratória com doses mais elevadas.

Benzodiazepinas em anestesia obstétrica:

As benzodiazepinas, como o midazolam, são administradas na anestesia obstétrica devido às suas propriedades ansiolíticas, sedativas e amnésicas. O medicamento funciona aumentando a atividade do ácido gama-aminobutírico (GABA), um neurotransmissor inibitório, nos receptores GABA-A do sistema nervoso central. O midazolam é a benzodiazepina mais frequentemente utilizada em obstetrícia, especialmente para sedação pré-operatória ou em partos por cesariana de emergência.

O midazolam tem um início de ação rápido e uma duração de ação curta devido à sua natureza hidrossolúvel, o que permite a sua administração intravenosa com um atraso mínimo. É metabolizado pelo fígado e tem uma semi-vida relativamente curta, o que permite uma recuperação rápida. No entanto, o midazolam atravessa a placenta e a sua utilização durante o parto deve ser evitada, a menos que seja absolutamente necessário, uma vez que pode causar sedação neonatal e depressão respiratória.

Relaxantes musculares em anestesia obstétrica:

Os relaxantes musculares são necessários para facilitar a intubação e tornar os músculos do doente totalmente relaxados sob anestesia geral. Em obstetrícia, são indispensáveis para a cesariana e outras intervenções cirúrgicas que requerem anestesia geral. Os relaxantes musculares mais utilizados incluem a succinilcolina, o rocurónio, o atracúrio e o vecurónio. [6]

A succinilcolina é um relaxante muscular despolarizante que tem um início de ação rápido e uma duração de ação curta. É normalmente utilizada na indução de anestesia geral, especialmente em cesarianas de emergência, porque actua muito rapidamente. A succinilcolina actua ligando-se aos receptores de acetilcolina, o que provoca despolarização e relaxamento muscular. No entanto, seu uso é contraindicado em pacientes com história de hipertermia maligna ou deficiência de pseudocolinesterase.

O rocurónio, um bloqueador neuromuscular não despolarizante, tem um início de ação mais lento do que a succinilcolina, mas tem uma duração de ação muito mais longa para proporcionar relaxamento muscular. Este fármaco é metabolizado principalmente pelo fígado e eliminado pelos rins. Os doentes em que a succinilcolina é contra-indicada ou quando se prevê uma ação de longa duração recebem frequentemente rocurónio.

O atracúrio é um relaxante muscular não despolarizante que sofre eliminação por Hofmann e hidrólise de ésteres, pelo que é preferido em doentes com disfunção hepática ou renal. O medicamento é utilizado para manter o relaxamento muscular durante a cesariana sob anestesia geral. O vecurónio é um relaxante muscular não despolarizante e é normalmente utilizado em cirurgias longas, como o parto por cesariana. É metabolizado hepaticamente e é excretado na urina.

O sugamadex é um novo adjuvante que reverte rapidamente os relaxantes musculares não despolarizantes, facilitando uma recuperação mais rápida da anestesia geral. É cada vez mais utilizado em obstetrícia, especialmente em pacientes submetidas a parto por cesariana sob anestesia geral.

Adjuvantes em anestesia obstétrica:

Os adjuvantes são fármacos utilizados com agentes anestésicos primários para melhorar a qualidade da anestesia, melhorar o alívio da dor, reduzir os efeitos secundários dos anestésicos e melhorar os resultados dos procedimentos obstétricos. Na anestesia obstétrica, os adjuvantes são importantes para o controlo da dor do parto, para procedimentos cirúrgicos suaves, como cesarianas, e para melhorar os resultados da recuperação das parturientes. Estes agentes podem ser administrados com técnicas regionais, como a anestesia epidural ou raquidiana, ou utilizados em complemento da anestesia geral[7].

De todos os adjuvantes, a epinefrina é o mais comum para a anestesia obstétrica e, normalmente, é adicionada aos anestésicos locais com um bloqueio epidural ou espinhal. A inclusão de epinefrina prolonga a duração da anestesia através da constrição dos vasos sanguíneos e da redução da absorção sistémica do anestésico local, permitindo assim um bloqueio mais longo e mais eficaz. Além disso, a epinefrina aumenta os efeitos analgésicos dos anestésicos locais e pode proporcionar um melhor controlo da dor durante ou após o parto ou a cirurgia. No entanto, em doenças como a hipertensão ou a pré-eclampsia, é sempre necessário ter cuidado, uma vez que os efeitos vasoconstritores se tornam mais significativos.

Outro adjuvante popular é a clonidina, um agonista do recetor alfa-2 adrenérgico. A clonidina não só possui propriedades sedativas e analgésicas, como também é combinada com anestésicos locais na anestesia epidural ou raquidiana. A clonidina, na anestesia obstétrica, ajuda a reduzir o consumo de opiáceos, minimizando assim os efeitos secundários dos opiáceos, como náuseas, vómitos e depressão respiratória. Também tem a vantagem adicional de reduzir o consumo de anestésico local, contribuindo ainda mais para reduzir a incidência de complicações associadas a overdoses.

O sulfato de magnésio é outro adjuvante frequentemente administrado na prática da anestesia obstétrica, predominantemente no cenário da pré-eclâmpsia e da eclâmpsia. O sulfato de magnésio tem uma dupla utilidade adicional no contexto da anestesia obstétrica - para além de um efeito neuroprotector - actuando como um analgésico. É especialmente eficaz na prevenção de convulsões em mulheres com eclâmpsia e pré-eclâmpsia. Na analgesia de parto, o sulfato de magnésio pode proporcionar um efeito sedativo ligeiro e reduzir a necessidade de opiáceos. O seu papel na prevenção da hiperestimulação uterina e na melhoria do fluxo sanguíneo placentário também o torna um agente valioso em alguns contextos obstétricos.[10]

Os esteróides, como a dexametasona, são também utilizados como adjuvantes da anestesia regional para prolongar o seu efeito. Os esteróides podem melhorar os efeitos anti-inflamatórios do agente anestésico, minimizar a dor pós-operatória e inibir as náuseas e os vómitos após um parto por cesariana. Também podem ser administrados para minimizar a ocorrência de cefaleia pós-punção dural como uma possível complicação da raquianestesia.

Referências:

1. Toledano RD, Kodali BS, Camann WR. Fármacos anestésicos na prática obstétrica e ginecológica. Rev Obstet Gynecol. 2009 primavera;2(2):93-100
2. Morgan CA, Paull J. Medicamentos em anestesia obstétrica. Anaesth Intensive Care. 1980 Aug;8(3):278-88.
3. Kanto J. Analgesia obstétrica. Considerações sobre a farmacocinética clínica. Clin Pharmacokinet. 1986 Jul-Ago;11(4):283-98
4. Salts L, Ott M, Walson PD. Agentes anestésicos locais - bases farmacológicas para uso em obstetrícia: uma revisão. Anesth Analg. 1976 Nov-Dez;55(6):829-38.
5. Greiss FC Jr, Still JG, Anderson SG. Effects of local anesthetic agents on the uterine vasculatures and myometrium. Am J Obstet Gynecol. 1976 Apr 15;124(8):889-99.
6. Shin J. Anesthetic Management of the Pregnant Patient: Parte 2. Anesth Prog. 2021 Jun 1;68(2):119-127.
7. Arici G, Karsli B, Kayacan N, Akar M. The effects of bupivacaine, ropivacaine and mepivacaine on the contractility of rat myometrium. Int J Obstet Anesth. 2004 Apr;13(2):95-8.
8. Poppers PJ. Avaliação de agentes anestésicos locais para anestesia regional em obstetrícia. Br J Anaesth. 1975 Feb;47 suppl:322-7.
9. Samuels P. Advances in anesthesia and pharmacology in the puerperium (Avanços em anestesia e farmacologia no puerpério). Curr Opin Obstet Gynecol. 1991 Dec;3(6):773-82
10. Douglas MJ, Ward ME. Farmacologia atual e o anestesiologista obstétrico. Int Anesthesiol Clin. 1994 Spring;32(2):1-10.

Capítulo 6: Técnicas de anestesia regional para o trabalho de parto e parto

Autor: Tenente-Coronel (Dr) Raj Narayan Mandal, Professor Assistente, Departamento de Anestesia e Cuidados Críticos, 167 hospital militar, Dhangupeer, Punjab, Índia

---

As técnicas de anestesia regional desempenham, de facto, um papel central nos cuidados obstétricos modernos. Proporcionam um excelente alívio da dor durante o trabalho de parto e o parto, permitindo que a mãe esteja acordada e ativamente envolvida no processo do seu próprio parto. São alternativas seguras e eficazes aos opióides sistémicos, minimizando a exposição do feto à medicação e reduzindo o desconforto materno. A anestesia regional refere-se à interrupção temporária dos impulsos nervosos em determinados segmentos do corpo. [1,2] É realizada através de anestésicos locais com ou sem adjuvantes. Entre os utilizados em obstetrícia estão a anestesia epidural, a raquianestesia, o bloqueio do nervo pudendo e o bloqueio do nervo pudendo. Todos os procedimentos têm indicações, benefícios e desvantagens individuais e, por conseguinte, requerem uma deliberação adequada caso a caso, tendo em conta a disponibilidade de uma determinada doente. [3]

Anestesia epidural:

A anestesia epidural é a técnica de anestesia regional mais utilizada durante o trabalho de parto e o parto. A administração de anestesia epidural proporciona um alívio suave, contínuo e titulável da dor durante o trabalho de parto e mantém a consciência materna e a deambulação. A técnica de anestesia epidural consiste na introdução de agentes anestésicos locais no espaço epidural, fora da dura-máter que envolve a medula espinal.

O procedimento envolve o posicionamento do paciente, geralmente sentado ou de lado, para permitir o acesso à região lombar inferior. Após uma meticulosa preparação anti-séptica da pele e dos tecidos subcutâneos, é administrado um anestésico local através de uma injeção na pele, minimizando o desconforto durante a inserção das agulhas. É utilizada uma agulha de Tuohy, que o anestesista introduz no espaço epidural utilizando a técnica de perda de resistência. Um cateter flexível é passado através da agulha e fixado no local. [4,5] Isto permite a infusão contínua ou bólus intermitentes de anestésicos locais e medicamentos adjuvantes.

Os agentes anestésicos mais utilizados para a anestesia epidural são soluções de baixa concentração de bupivacaína, ropivacaína ou lidocaína, frequentemente combinadas com opióides como o fentanil ou o sufentanil para aumentar a analgesia e minimizar o bloqueio motor. Esta combinação proporciona um alívio eficaz da dor através do bloqueio da transmissão nervosa nas raízes espinais, reduzindo a intensidade das contracções do parto e preservando a função motora materna. A anestesia epidural tem uma série de vantagens, como a titulação do nível e da duração da analgesia. É especialmente útil em trabalhos de parto longos ou complicados, onde o cateter epidural pode ser mantido continuamente ou a pedido. A analgesia epidural pode ser facilmente convertida em anestesia cirúrgica se o parto por cesariana for necessário, com uma transição suave sem necessidade de quaisquer procedimentos adicionais.

A anestesia epidural, no entanto, tem algumas complicações potenciais. A hipotensão será devida ao bloqueio simpático juntamente com a vasodilatação periférica, podendo haver redução do fluxo sanguíneo uteroplacentário. É possível gerir esta situação utilizando fluidos intravenosos, vasopressores e monitorização. Outras complicações associadas podem ser a punção dural inadvertida devido à ocorrência de cefaleia pós-punção dural ou à colocação incorrecta do cateter, toxicidade anestésica local e febre materna. Com técnicas e monitorização adequadas, estes riscos são minimizados e os benefícios da anestesia epidural superam os inconvenientes na maioria dos casos. [6]

Anestesia espinhal:

A raquianestesia é outra técnica regional comummente utilizada, especialmente em partos por cesariana ou em situações em que é necessária uma analgesia rápida e profunda. Ao contrário da anestesia epidural, que envolve a administração de anestésicos locais no espaço epidural, a raquianestesia envolve a injeção do anestésico diretamente no líquido cefalorraquidiano (LCR) no espaço subaracnoide. Isto resulta num rápido início de ação e num profundo bloqueio sensorial e motor.

O procedimento para a raquianestesia começa normalmente com o posicionamento do doente - posição sentada ou lateral; após a preparação anti-séptica e a anestesia local da pele, uma agulha espinal fina avança através da dura-máter para o espaço subaracnoideu num dos interespaços habitualmente utilizados, que incluem o interespaço L3-L4 ou L4-L5. A confirmação da colocação correta da agulha é feita pelo fluxo livre de líquido cefalorraquidiano, seguido da injeção de um pequeno volume de anestésico local, por exemplo, bupivacaína ou ropivacaína. Os opiáceos, como o fentanil ou a morfina, são geralmente adicionados para prolongar a analgesia e melhorar a qualidade do alívio da dor. É especialmente adequada para partos por cesariana devido ao seu rápido início de ação e bloqueio denso. Oferece excelente bloqueio sensorial e motor, tornando a experiência cirúrgica indolor para a mãe com preservação da consciência. Para além de proporcionar anestesia cirúrgica, a analgesia espinal pode ser utilizada durante procedimentos curtos, como o parto instrumental, em que é necessário um alívio imediato da dor. [7] Uma dose de bupivacaína intratecal de 0,06 mg/cm de altura proporciona um bloqueio espinal eficaz em 95% das mulheres submetidas a cesariana electiva.

A raquianestesia, no entanto, apresenta riscos. A hipotensão é uma preocupação significativa devido ao bloqueio simpático, que reduz a resistência vascular sistémica. São frequentemente administrados fluidos intravenosos profilácticos e vasopressores para prevenir ou gerir esta complicação. Além disso, a raquianestesia pode causar cefaleias pós-punção dural, particularmente se for utilizada uma agulha de maior calibre. Outras complicações incluem náuseas, vómitos e, raramente, raquianestesia alta, que pode prejudicar a função respiratória. A segurança materna e o resultado ótimo requerem uma monitorização cuidadosa e uma dosagem precisa.

Anestesia combinada espinhal-epidural (CSE):

A anestesia combinada raqui-peridural é uma técnica híbrida que combina os benefícios da anestesia raquidiana e epidural. Proporciona o início rápido e o alívio fiável da dor da raquianestesia com a flexibilidade e a duração prolongada da analgesia epidural. Isto torna a ECC particularmente útil na gestão do trabalho de parto, uma vez que permite o alívio imediato da dor seguido de uma dose epidural contínua ou intermitente. [8] A técnica de ECC envolve a inserção de uma agulha epidural padrão no espaço epidural, seguida pela passagem de uma agulha espinhal menor através da agulha epidural até o espaço subaracnóideo. Depois de administrar uma dose baixa de anestésico local ou opióide no líquido cefalorraquidiano, a agulha espinhal é removida e um cateter epidural é introduzido para analgesia contínua.

A CSE tem muitos benefícios na analgesia de parto. A primeira dose espinhal alivia imediatamente a dor e pode ser muito tranquilizadora para as mulheres que estão a sofrer dores de parto intensas. O cateter epidural permite analgesia prolongada e pode ser ajustado de acordo com a progressão do trabalho de parto. Para além disso, a CSE minimiza o bloqueio motor, pelo que as mulheres podem manter alguma mobilidade, o que pode aumentar a satisfação materna e ajudar o trabalho de parto a progredir. No entanto, a ECC acarreta alguns riscos, incluindo hipotensão, cefaleia pós-punção dural e a possibilidade de extravio do cateter. Além disso, o rápido início da analgesia espinhal pode obscurecer a identificação da colocação de um cateter intravascular ou intratecal. Uma técnica cuidadosa e uma monitorização vigilante são essenciais para garantir a segurança e a eficácia da CSE.

Bloqueio do nervo pudendo:

O bloqueio do nervo pudendo é uma técnica de anestesia regional que pode ser utilizada para administrar alívio da dor durante a segunda fase do trabalho de parto, partos instrumentais ou reparação perineal. É conseguido através da administração de anestésico local perto do nervo pudendo, que fornece inervação sensorial ao períneo, vulva e parte inferior da vagina. O procedimento é normalmente efectuado por via transvaginal, sendo o anestésico injetado perto das espinhas isquiáticas onde passa o nervo pudendo. Os anestésicos locais, como a lidocaína ou a bupivacaína, são normalmente utilizados e proporcionam um alívio eficaz da dor nos procedimentos que envolvem a região perineal. Este procedimento simples e económico tem um efeito sistémico mínimo tanto na mãe como no feto. No entanto, a sua cobertura analgésica é fraca em comparação com as técnicas epidurais ou espinais. Não consegue aliviar a dor da contração uterina e não é aconselhável para a analgesia da primeira fase do trabalho de parto. O alívio inadequado da dor, a formação de hematoma ou a lesão nervosa podem resultar de uma técnica incorrecta.

Avanços nas técnicas de anestesia regional:

Ao longo dos anos, os avanços na anestesia regional melhoraram a segurança, a eficácia e a experiência do paciente durante o trabalho de parto e o parto. Técnicas modernas, como a orientação por ultrassom para a colocação do cateter epidural, melhoraram a precisão e as taxas de sucesso da anestesia regional. Além disso, o desenvolvimento de anestésicos locais de baixa concentração combinados com opióides tornou possível a "epidural ambulante", permitindo que as mulheres mantenham a mobilidade durante o trabalho de parto enquanto recebem um alívio eficaz da dor. A analgesia epidural controlada pela paciente é outro avanço significativo, em que as mulheres podem auto-gerir o alívio da dor. A doente pode administrar pequenas doses autocontroladas de anestésico local através do cateter epidural, utilizando uma bomba programada. A satisfação aumenta e a necessidade de intervenção do profissional diminui.

Adjuvantes utilizados na anestesia regional para o trabalho de parto e parto:

Os adjuvantes aumentam a eficácia dos anestésicos locais na anestesia regional para o trabalho de parto e parto, melhorando a qualidade analgésica, prolongando a duração, reduzindo o tempo de início e minimizando os efeitos secundários. Cada adjuvante tem um mecanismo de ação específico, benefícios e orientações de dosagem, que devem ser cuidadosamente adaptados para satisfazer as necessidades das pacientes em trabalho de parto. Segue-se uma discussão exaustiva dos adjuvantes habitualmente utilizados, incluindo os seus mecanismos de ação e regimes de dosagem precisos.

Opióides: Os opióides são adjuvantes amplamente utilizados na anestesia regional devido aos seus potentes efeitos analgésicos e à capacidade de atuar em sinergia com os anestésicos locais. Exercem os seus efeitos ligando-se aos receptores mu-opióides no corno dorsal da medula espinal, inibindo a libertação de neurotransmissores e reduzindo a transmissão do sinal da dor. Isto resulta num melhor alívio da dor sem bloqueio motor significativo, o que é crucial para as mulheres em trabalho de parto.

O fentanil é um opióide lipofílico com um rápido início de ação e uma curta duração, sendo particularmente adequado para a analgesia de parto. As doses epidurais convencionais situam-se no intervalo de 1 a 3 mcg/mL de solução e a dose em raquianestesia situa-se geralmente no intervalo de 10 a 25 mcg. O fentanil difunde-se muito rapidamente através do LCR. Isto permite-lhe obter um alívio quase imediato da dor, essencial durante o trabalho de parto ativo. No entanto, os efeitos secundários, como prurido, náuseas e, raramente, depressão respiratória neonatal, devem ser monitorizados.

A morfina, um opióide hidrofílico, oferece analgesia prolongada porque se difunde mais lentamente no LCR. É aplicada principalmente em situações em que é necessário um alívio prolongado da dor, como no pós-parto por cesariana. A dose epidural é de 2 a 5 mg, e a dose espinal varia de 100 a 200 mcg. Os efeitos secundários da morfina incluem náuseas, vómitos, sedação e depressão respiratória retardada, o que exige uma dosagem e observação cuidadosas.

Agonistas alfa-2 adrenérgicos: Os agonistas alfa-2 adrenérgicos - clonidina e dexmedetomidina - podem ser adicionados à anestesia regional com uma eficácia impressionante. Através do seu mecanismo de ação, por ligação aos receptores alfa-2 adrenérgicos pré-sinápticos, inibem efetivamente a libertação de norepinefrina, reduzem o fluxo simpático e limitam a transmissão do sinal de dor ao nível da coluna vertebral. A clonidina também potencia a analgesia e prolonga a ação dos anestésicos locais. A dose habitual para uso epidural ou intratecal no trabalho de parto é de 15 a 150 mcg. Para além dos seus efeitos analgésicos, a clonidina produz uma ligeira sedação, fazendo com que as doentes em trabalho de parto se sintam confortáveis. As suas desvantagens incluem hipotensão e bradicardia, ambas necessitando de monitorização hemodinâmica intensiva. A dexmedetomidina é um agonista alfa-2 altamente seletivo que proporciona analgesia, sedação e ansiólise com depressão respiratória mínima. Embora não seja utilizada com tanta frequência em anestesia obstétrica, estudos indicam que doses de 2 a 10 mcg por via intratecal ou 0,5 a 1 mcg/kg/hora por via epidural podem melhorar a analgesia e a satisfação materna. A hipotensão e a bradicardia são potenciais efeitos secundários que necessitam de monitorização.

Vasoconstritores: Os vasoconstritores, como a epinefrina, são normalmente combinados com anestésicos locais para prolongar o seu período de ação. Funcionam causando vasoconstrição no local da injeção, reduzindo assim a absorção sistémica do anestésico e mantendo uma concentração local mais elevada. A epinefrina é o fármaco mais utilizado na anestesia epidural em concentrações de 1:200.000 (5 mcg/mL) ou 1:400.000 (2,5 mcg/mL). Prolonga a analgesia e minimiza a toxicidade sistémica porque limita a disseminação do anestésico na corrente sanguínea. Além disso, a epinefrina ajuda a manter a estabilidade cardiovascular porque se opõe aos efeitos vasodilatadores dos anestésicos locais. É necessário ter cuidado no controlo dos efeitos secundários, como a taquicardia ou a ansiedade materna.

Sulfato de magnésio: O sulfato de magnésio é um adjuvante mais recente que actua bloqueando os receptores N-metil-D-aspartato, que desempenham um papel crucial na transmissão dos sinais de dor. O sulfato de magnésio actua inibindo o influxo de cálcio nos neurónios e reduzindo a excitabilidade dos nervos e prolongando a analgesia. O sulfato de magnésio é utilizado como adjuvante epidural numa dose de 50 mg. Por via intratecal, tem sido administrado em doses de 50 a 100 mg para proporcionar uma analgesia eficaz. É especialmente útil em mulheres pré-eclâmpticas, nas quais o sulfato de magnésio já está a ser utilizado para a profilaxia de convulsões. Os efeitos secundários incluem depressão respiratória, hipotensão e bradicardia, pelo que é necessária uma monitorização cuidadosa durante a administração.

Corticosteróides: Os corticosteróides, como a dexametasona, têm propriedades anti-inflamatórias e analgésicas que os tornam adjuvantes úteis na analgesia de parto. Estes agentes actuam inibindo as citocinas inflamatórias e reduzindo a inflamação perineural, o que aumenta o alívio da dor. A dexametasona é frequentemente utilizada na dose de 4 a 8 mg como adjuvante epidural e sistémico. A dexametasona prolonga a duração dos anestésicos locais e também reduz a dor pós-operatória após o parto por cesariana. Embora seguro na maioria dos doentes, o uso de corticosteróides expõe-nos a um risco acrescido de hiperglicemia e de infecções, sobretudo nos doentes de risco. Por isso, a sua utilização deve ser criteriosa.

Neostigmina: A neostigmina é um inibidor da colinesterase que aumenta os níveis de acetilcolina na medula espinal, potenciando os anestésicos locais e os opiáceos. Não é habitualmente utilizada como adjuvante na anestesia regional porque os seus efeitos secundários são demasiado extremos. Quando administrada por via intratecal, doses de 10 a 50 mcg de neostigmina aumentam a analgesia, embora efeitos secundários como náuseas, vómitos e bradicardia sejam comuns e possam restringir a sua utilização de rotina na analgesia de parto.

Cetamina: A cetamina é um antagonista dos receptores NMDA que interrompe a neurotransmissão excitatória na medula espinal, atenuando a perceção da dor. O agente também proporciona uma ligeira sedação e foi observado que aumenta os efeitos dos anestésicos locais. A cetamina em dose baixa, normalmente 0,1 a 0,5 mg/kg por via intratecal ou epidural, pode ser utilizada como adjuvante durante o trabalho de parto. É particularmente eficaz em situações de emergência que requerem um alívio rápido da dor, como o parto por cesariana sob raquianestesia. No entanto, os seus efeitos secundários psicotrópicos, incluindo alucinações e agitação, limitam a sua utilização generalizada.

Hialuronidase: A hialuronidase é uma enzima que hidrolisa o ácido hialurónico nos tecidos conjuntivos. Isto melhora a difusão dos anestésicos locais ao melhorar a permeabilidade dos tecidos. Por conseguinte, minimiza a possibilidade de bloqueios incompletos ou irregulares durante a analgesia de parto. A dose de hialuronidase não é fixa, mas situa-se no intervalo de 150 a 300 unidades, se adicionada a injecções epidurais ou intratecais. É utilizada judiciosamente, uma vez que o agente é geralmente bem tolerado, mas é administrado seletivamente com base nas necessidades clínicas.

Considerações éticas e preferências do paciente: Embora as técnicas de anestesia regional tenham benefícios importantes, elas precisam ser vistas dentro dos princípios éticos de autonomia, consentimento informado e preferência da paciente. A este respeito, as mulheres precisam de ser informadas sobre os riscos, benefícios e alternativas da anestesia regional para poderem tomar uma decisão relativamente ao controlo da dor. Tudo isto são crenças e formas culturalmente sensíveis de abordar os medos, as ideias erradas e os planos individualizados de gestão da dor. Acima de tudo, o prestador de cuidados de anestesia tem de ser meticuloso na monitorização do complexo materno-fetal e na gestão de situações de emergência.

Desafios da anestesia regional no trabalho de parto e parto:

A anestesia regional é a técnica mais utilizada para o controlo da dor no trabalho de parto e parto. Permite efetivamente o alívio da dor neste período, mantendo a consciência materna. No entanto, a sua aplicação neste período crítico tem os seus desafios únicos que podem influenciar os resultados a nível materno e fetal. Essas dificuldades resultam das alterações fisiológicas da gravidez, da dinâmica do trabalho de parto e da necessidade constante de observação e ajustes. A superação dessas dificuldades é essencial para garantir segurança, eficácia e uma abordagem centrada nas necessidades da paciente.

Controlo do trabalho imprevisível e dinâmico:

O trabalho de parto é um processo imprevisível que varia significativamente entre as mulheres. A progressão do trabalho de parto pode ser rápida ou prolongada, e geralmente requer flexibilidade na administração e titulação da anestesia regional. Por exemplo, a analgesia epidural tem muitas vezes de ser continuamente ajustada com as alterações na intensidade das contracções uterinas e com a progressão nas diferentes fases do trabalho de parto. Nos casos em que o trabalho de parto está a decorrer mais rapidamente do que o esperado, pode não haver tempo suficiente para realizar a anestesia epidural ou raquidiana, o que significa que algumas doentes não sentirão alívio da dor.

Pelo contrário, o trabalho de parto prolongado coloca problemas com uma analgesia consistente durante o período de trabalho de parto. Pode ser utilizado um cateter epidural com uma infusão contínua; no entanto, tem alguns inconvenientes, como a migração do cateter e o bloqueio do cateter, o que resulta numa analgesia irregular ou parcial. O reposicionamento ou a substituição do cateter pode ser tecnicamente inconveniente em alturas em que a mulher está ativamente em trabalho de parto, para além de ser angustiante para a mulher. As parturientes com analgesia inconsistente ficam inquietas, ansiosas e descontentes com toda a experiência do parto.

Bem-estar materno e fetal devido a hipotensão:

Um dos principais inconvenientes da anestesia regional é o risco de hipotensão materna com as técnicas espinhal e epidural. As fibras nervosas simpáticas são bloqueadas pelos anestésicos locais, o que leva à vasodilatação e à diminuição da resistência vascular sistémica, resultando em hipotensão. A hipotensão durante o trabalho de parto na mulher pode representar uma ameaça grave para a mãe e para o feto. A redução da pressão arterial materna pode resultar na diminuição do fluxo sanguíneo uteroplacentário, o que compromete a oxigenação fetal e pode levar a sinais de sofrimento fetal, incluindo bradicardia e padrões anormais de frequência cardíaca na cardiotocografia.

O tratamento da hipotensão requer uma pré-carga ou carga cuidadosa de fluidos intravenosos, monitorização contínua da pressão arterial materna e a administração imediata de vasopressores, como a fenilefrina ou a efedrina. No entanto, a administração excessiva de fluidos leva a edema pulmonar materno, especialmente em mulheres que sofrem de pré-eclâmpsia ou outras condições comórbidas. Deve ser mantido um equilíbrio adequado entre a administração de fluidos e a utilização de vasopressores para minimizar os riscos.

Analgesia insuficiente ou falhada:

A obtenção de uma analgesia consistente e eficaz ainda é um desafio na anestesia regional para o trabalho de parto e parto. A analgesia pode ser inadequada ou irregular devido ao mau posicionamento do cateter, variações anatómicas ou erros técnicos. Por exemplo, um cateter epidural mal posicionado pode resultar em bloqueio unilateral ou incompleto, com algumas áreas do corpo não afetadas pelo anestésico. Isso pode causar desconforto materno significativo, necessitando de ajuste do cateter, doses adicionais em bolus, ou mesmo reinserção. A falha na analgesia, embora rara, pode causar dificuldades indevidas durante o trabalho de parto e reduzir a satisfação materna no momento do parto. [1] Esta situação pode obrigar a recorrer a meios alternativos de alívio da dor, como os opiáceos sistémicos ou o óxido nitroso, que são muito mais fracos e têm efeitos secundários que vão desde as náuseas à sonolência e à depressão respiratória.

Posicionamento e mobilidade para a maternidade:

Um dos desafios da anestesia regional, especialmente com técnicas epidurais, é sua interferência na mobilidade materna. A baixa concentração de anestésicos locais misturados com opióides tem permitido "epidurais ambulantes", mobilidade parcial durante o trabalho de parto; no entanto, algum grau de bloqueio motor é inevitável. A mobilidade limitada pode restringir a capacidade da mulher de adotar diferentes posições de parto, como de cócoras ou ajoelhada, que são bem conhecidas por melhorarem a progressão do trabalho de parto e o conforto da mãe. Outros riscos associados ao aumento das complicações incluem a TVP e as úlceras de pressão, que podem ocorrer em mulheres com trabalhos de parto prolongados. Incentivar a mulher a movimentar-se e a fazer força durante a segunda fase do trabalho de parto é, portanto, fundamental para minimizar esses riscos.

Efeito na segunda fase do trabalho de parto:

A anestesia regional pode afetar a segunda fase do trabalho de parto (desde a dilatação cervical completa até ao nascimento do bebé) de várias formas. Embora a analgesia epidural proporcione um bom alívio da dor, pode diminuir a vontade de fazer força, porque o feedback sensorial do períneo é diminuído. Este facto pode prolongar a segunda fase do trabalho de parto e aumentar a necessidade de partos assistidos com fórceps ou extração por vácuo ([3]). A má rotação da cabeça do feto é outro fator associado à anestesia regional e pode levar a maus posicionamentos que podem complicar o parto, como a posição posterior ocupada, dificultando um parto vaginal e exigindo mesmo um parto por cesariana. A monitorização cuidadosa da progressão do trabalho de parto e a implementação de estratégias de gestão ativa, como o reposicionamento materno e a orientação durante a realização de esforços, podem ser essenciais para minimizar estes efeitos.

Complicações e segurança para a mãe:

Embora a anestesia regional seja geralmente segura, não é isenta de riscos e as complicações podem representar desafios durante o trabalho de parto e o parto. A hipotensão, como mencionado acima, é comum, mas outras complicações incluem a punção dural acidental, que pode levar a dores de cabeça pós-punção dural. Estas dores de cabeça podem ser graves e debilitantes, especialmente no período pós-parto, quando a mãe está a cuidar do seu recém-nascido. [2] O hematoma epidural é uma complicação rara mas perigosa, que pode levar à compressão da medula espinal e a défices neurológicos. Os pacientes com risco aumentado incluem mulheres com coagulopatias ou trombocitopenia, sendo obrigatória uma seleção cuidadosa dos pacientes e uma avaliação pré-anestésica. Outro efeito secundário relativamente raro mas potencialmente grave da anestesia epidural é a toxicidade do anestésico local, resultante da injeção acidental do anestésico na corrente sanguínea, causando zumbidos, convulsões e arritmias cardíacas.

A segurança materna só pode ser garantida através de uma monitorização vigilante durante todo o trabalho de parto e parto, em que os anestesistas estão prontos para identificar e gerir prontamente as complicações. A comunicação entre obstetras, anestesistas e parteiras é multidisciplinar para garantir os melhores cuidados.

Considerações e monitorização fetal:

Embora a anestesia regional tenha a vantagem de ter menos efeitos diretos no feto em comparação com os opiáceos sistémicos, os efeitos indirectos podem continuar a representar desafios. A hipotensão materna, como observado anteriormente, pode levar à redução da perfusão uteroplacentária e ao sofrimento fetal. A monitorização contínua da frequência cardíaca fetal é essencial para detetar sinais de hipoxia e intervir adequadamente. Além disso, o uso de opióides como o fentanil na anestesia regional causará depressão respiratória subtil ou sedação no recém-nascido, especialmente se forem usadas doses mais elevadas. Estes efeitos são normalmente transitórios e requerem uma avaliação imediata do bem-estar do recém-nascido após o parto.

Factores psicológicos e emocionais:

O processo de trabalho de parto e parto é uma experiência extremamente emocional e fisicamente exigente para as mulheres. Embora a anestesia regional proporcione alívio da dor, algumas mulheres podem estar ansiosas ou ter ideias erradas sobre o procedimento, incluindo receios de paralisia, colocação de agulhas ou efeitos adversos no bebé. A educação pré-natal, o aconselhamento e a comunicação clara durante o trabalho de parto são essenciais para criar confiança e reduzir o stress psicológico. Além disso, as mulheres que desenvolvem complicações ou um fraco alívio da dor com anestesia regional sentem-se desapontadas e perdem o poder. Os profissionais devem ter empatia com essas pacientes, tentar validar as suas preocupações e oferecer procedimentos alternativos de controlo da dor, se necessário.

Restrições de recursos em contextos de poucos recursos:

As infra-estruturas, a falta de formação e o equipamento para a anestesia regional durante o trabalho de parto e o parto são limitados na maioria das áreas com poucos recursos. A escassez de anestesiologistas é a principal desvantagem para a utilização generalizada dos procedimentos; eles são muito escassos nas zonas rurais ou noutras zonas mal servidas. Por último, as despesas com anestésicos locais, bombas de infusão e dispositivos de monitorização podem ser demasiado dispendiosas para zonas com recursos limitados. Para superar esses desafios, é necessário investir em infraestrutura de saúde, programas de treinamento para provedores de anestesia e o desenvolvimento de técnicas simplificadas e econômicas para expandir o acesso à anestesia regional para todas as mulheres.

Referências:

1. Sultan P, Sultan E, Carvalho B. Anestesia regional para o trabalho de parto, parto vaginal operatório e cesariana: uma revisão narrativa. Anaesthesia. 2021 Jan;76 Suppl 1:136-147
2. Eltzschig HK, Lieberman ES, Camann WR. Regional anesthesia and analgesia for labor and delivery. N Engl J Med. 2003 Jan 23;348(4):319-32
3. Silverman M, Zwolinski N, Wang E, Lockwood N, Ancuta M, Jin E, Li J. Regional Analgesia for Cesarean Delivery: Uma revisão narrativa para melhorar os resultados em parturientes. J Pain Res. 2023 Nov 10;16:3807-3835
4. Spielman FJ, Corke BC. Vantagens e desvantagens da anestesia regional para cesariana. Uma revisão. J Reprod Med. 1985 Nov;30(11):832-40
5. Richardson MG. Anestesia regional para obstetrícia. Anesthesiol Clin North Am. 2000 Jun;18(2):383-406
6. Gabriel RA, Burton BN, Curran BP, Urman RD. Anestesia Regional Bloqueios Abdominais e Infiltração Local Após Parto Cesáreo: Revisão das Evidências Actuais. Curr Pain Headache Rep. 2021 Mar 24;25(5):28.
7. Wallace DH, Leveno KJ, Cunningham FG, Giesecke AH, Shearer VE, Sidawi JE. Randomized comparison of general and regional anesthesia for cesarean delivery in pregnancies complicated by severe preeclampsia. Obstet Gynecol. 1995 Aug;86(2):193-9
8. Standley K, Soule AB 3rd, Copans SA, Duchowny MS. Anestesia local-regional durante o parto: efeito sobre os comportamentos do recém-nascido. Science. 1974 Nov 15;186(4164):

Capítulo 7: Gestão anestésica do parto por cesariana

Autor: Tenente-coronel (Dr.) Raj Narayan Mandal, professor assistente, Departamento de Anestesia e Cuidados Críticos, 167 hospital militar, Dhangupeer, Punjab, Índia

---

O parto por cesariana é um dos procedimentos cirúrgicos mais comuns em todo o mundo. As taxas têm aumentado constantemente nas últimas décadas, e dados recentes revelam uma grande variação em todo o mundo - desde menos de 10% em muitos locais com menos recursos até mais de 50% em algumas áreas urbanas com rendimentos elevados. Diversos factores contribuem para este aumento, incluindo a alteração das práticas obstétricas, a preferência materna, o envelhecimento da população materna e a incidência crescente de gravidezes de alto risco.[1] A gestão anestésica do parto por cesariana é uma componente crítica dos cuidados prestados à doente, uma vez que visa assegurar o conforto materno, manter a estabilidade hemodinâmica e salvaguardar o bem-estar fetal durante todo o procedimento. Ao longo do tempo, os avanços nas técnicas anestésicas, nos medicamentos e na tecnologia melhoraram consideravelmente a segurança e a eficácia do parto por cesariana, melhorando assim os resultados para as mães e os bebés. [2]

Uma boa gestão anestésica começa com uma apreciação completa do historial médico do doente, dos detalhes do procedimento cirúrgico e das opções de anestesia disponíveis. Estas informações ajudarão a determinar se a melhor opção é a anestesia regional, como a raquianestesia ou a epidural, ou a anestesia geral. Todos estes métodos têm vantagens, e a decisão final deve ser tomada com base no estado de cada doente, na urgência da situação e em quaisquer problemas médicos subjacentes. [3] Este capítulo discutirá em detalhes o manejo anestésico do parto cesáreo, incluindo as áreas críticas de avaliação pré-operatória, considerações intraoperatórias e avanços recentes nas técnicas anestésicas.

A escolha entre anestesia regional e geral depende de vários factores: a saúde materna, a natureza do procedimento e a recuperação pós-operatória prevista. A anestesia regional é a escolha preferida para a maioria dos partos por cesariana porque proporciona uma analgesia eficaz, permite que a mãe permaneça acordada e alerta durante o parto e, geralmente, apresenta menos riscos para o feto do que a anestesia geral. A técnica envolve o uso de anestésicos locais, por exemplo, bupivacaína ou ropivacaína, para bloquear as vias sensoriais e motoras e proporcionar alívio da dor durante a cirurgia, permitindo que a mãe participe na experiência do parto.

Por outro lado, a anestesia geral é geralmente reservada para cesarianas de emergência ou quando a anestesia regional é contra-indicada. A anestesia geral envolve agentes intravenosos como o propofol para indução, seguido de intubação endotraqueal e manutenção com anestésicos inalados como o sevoflurano. É frequentemente utilizada quando o tempo é crítico ou quando existem preocupações quanto à segurança do doente com técnicas regionais, tais como anatomia difícil ou contra-indicações para a anestesia espinal ou epidural. As técnicas de anestesia regional e geral também devem ser planeadas e monitorizadas de perto no processo de ambos os procedimentos. Este capítulo continua discutindo a avaliação pré-operatória, o manejo intraoperatório e os recentes avanços que as técnicas anestésicas podem usar para resultar no sucesso do parto. Todo este mecanismo, se for compreendido e adotado corretamente, garante a segurança da doente e do recém-nascido. [4]

Avaliação e preparação pré-operatória:

A avaliação pré-operatória para o parto por cesariana é crucial para garantir uma anestesia óptima e um resultado bem sucedido tanto para a mãe como para o feto. O processo de avaliação envolve uma revisão abrangente da história clínica da paciente, exame físico, testes laboratoriais e a identificação de potenciais riscos anestésicos. O objetivo principal é avaliar a saúde materna, determinar as técnicas anestésicas adequadas e antecipar quaisquer potenciais complicações que possam surgir durante ou após o procedimento.

O historial médico é um critério importante que determina o tipo de anestesia a administrar. Por exemplo, as mães hipertensas, as mães com doenças cardiovasculares, as mães diabéticas, as mães obesas e as mães com tendência para a eclampsia correm um risco acrescido de complicações durante o processo de cirurgia e anestesia. As pacientes com pré-eclâmpsia ou hipertensão gestacional têm um maior risco de desenvolver hipotensão devido à anestesia espinal ou epidural. [5] Além disso, qualquer história de cirurgias anteriores; história de intubações difíceis, que podem indicar a necessidade de anestesia; experiências anteriores com anestesia, por exemplo, reacções adversas a agentes anestésicos.

O exame físico centra-se na avaliação dos sinais vitais, da anatomia das vias respiratórias, do estado cardiovascular e respiratório e de quaisquer sinais de doença sistémica. O exame deve ser especialmente minucioso para detetar sinais de pré-eclâmpsia ou eclâmpsia, que podem exigir monitorização adicional e preparação para possíveis complicações durante a anestesia. Para além disso, é importante avaliar as vias respiratórias da doente, especialmente nos casos em que possa ser necessária anestesia geral. As análises laboratoriais de rotina antes de um parto por cesariana incluem, frequentemente, a determinação de um hemograma completo para determinar o nível de hemoglobina e a contagem de plaquetas; o tipo de sangue e a compatibilidade cruzada, se houver uma transfusão de sangue; as funções renal e hepática numa doente com doenças antecedentes. Seriam solicitados estudos de coagulação se houvesse suspeita de uma doença hemorrágica do tipo Von Willebrand ou se o doente tivesse tomado anticoagulantes. [6]

O consentimento informado é um componente importante da preparação pré-operatória. A paciente deve ser informada dos benefícios, riscos e alternativas à anestesia para o parto cesáreo. Esta discussão deve incluir os riscos da anestesia regional e da anestesia geral. As pacientes devem ser informadas sobre a possibilidade de estratégias de gestão da dor intra e pós-operatória, incluindo a utilização de analgesia multimodal.

Considerações intra-operatórias:

As considerações intra-operatórias para o parto por cesariana têm como principal objetivo assegurar a administração segura e eficaz da anestesia, mantendo o bem-estar materno e fetal. A escolha da técnica anestésica (anestesia regional versus anestesia geral) e a seleção de fármacos devem ser orientadas pelo estado clínico da doente e pela urgência do procedimento.

A anestesia regional, principalmente raquidiana, peridural ou combinada raqui-peridural, é preferida na maioria dos casos de parto cesáreo, pois apresenta um perfil mais seguro e garante excelente alívio da dor com menor exposição a drogas sistêmicas. Portanto, a raquianestesia e a peridural podem ser usadas para obter anestesia, dependendo da história de cada paciente, dos períodos desejados de anestesia e se o parto é um procedimento eletivo ou emergencial. A raquianestesia é administrada pela injeção de um anestésico local no espaço subaracnóideo, que bloqueia rapidamente a condução nervosa e produz um rápido início da anestesia. O agente mais utilizado para raquianestesia no parto cesáreo é a bupivacaína hiperbárica. A dose típica para raquianestesia é de 7,5-15 mg de bupivacaína hiperbárica combinada com opióides, como fentanil ou morfina, para melhorar a qualidade e a duração da analgesia. A hipotensão, que é uma das complicações mais comuns associadas à raquianestesia, é melhor gerida com pré-carga utilizando fluidos intravenosos, normalmente 1-2 litros, e a utilização de vasopressores como a fenilefrina ou a efedrina.

A anestesia epidural é outra técnica regional em que um anestésico local é administrado através de uma injeção epidural. A utilização deste método é geralmente efectuada quando uma paciente já está sob analgesia de parto através de uma epidural ou necessita de uma anestesia de maior duração. A anestesia epidural também pode oferecer o melhor alívio da dor no período pós-parto, utilizando a infusão contínua de um anestésico local combinado com analgésicos opióides. A anestesia combinada raqui-peridural (CSE) é uma técnica inovadora que reúne o rápido início da anestesia raquidiana e a flexibilidade da anestesia epidural. Em determinados contextos, esta abordagem está a ganhar popularidade porque proporciona uma opção para planos de anestesia mais personalizados em doentes com condições médicas complexas ou que necessitam de analgesia pós-operatória prolongada.

O manejo anestésico é distintamente diferente para anestesia geral em casos. A anestesia geral é normalmente utilizada como último recurso, ou seja, em cesarianas de emergência ou na ausência de anestesia regional; estas incluem infecções no local da injeção, coagulopatia ou deformidades da coluna vertebral. Este procedimento começa geralmente com a indução com agentes intravenosos como o propofol ou o etomidato e continua com o estabelecimento da intubação endotraqueal. De seguida, o doente é mantido com agentes inalados, como o sevoflurano ou o desflurano, após o estabelecimento da via aérea. O rocurónio pode ser utilizado como relaxante muscular para ajudar na intubação e o fentanil ou o sufentanil podem ser administrados como opiáceos para controlo da dor intra-operatória.

A estabilidade hemodinâmica materna é crucial durante o procedimento. A monitorização inclui normalmente a pressão arterial, a frequência cardíaca, a saturação de oxigénio e o dióxido de carbono expirado (ETCO2). A hipotensão é um desafio comum com a raquianestesia, particularmente quando são usadas grandes doses de anestésicos locais, e deve ser tratada prontamente. A ressuscitação com fluidos, muitas vezes com cristalóides (por exemplo, solução de Ringer com lactato), e o uso de vasopressores como a fenilefrina são frequentemente necessários. Em caso de hipoxia materna ou de compromisso respiratório, especialmente no caso de anestesia geral, devem ser necessárias intervenções adequadas, como o aumento da concentração de oxigénio inspirado ou a utilização de ventilação com pressão positiva. A monitorização fetal contínua, incluindo a monitorização da frequência cardíaca fetal, também é fundamental para garantir que o feto permanece estável durante todo o procedimento.

Mecanismo de ação da levobupivacaína e da ropivacaína dosagem

A levobupivacaína e a ropivacaína são dois novos anestésicos locais de ação prolongada que têm vindo a ser cada vez mais utilizados em anestesia obstétrica devido aos seus perfis farmacológicos mais seguros, especialmente no que diz respeito à neurotoxicidade e à segurança cardiovascular. Ambos os fármacos são anestésicos locais do tipo amida e exercem os seus efeitos através do bloqueio dos canais de sódio nas membranas nervosas, inibindo assim o início e a propagação dos potenciais de ação. Isto resulta num bloqueio sensorial, permitindo a preservação da função motora em muitos casos.

A levobupivacaína é o S-enantiómero da bupivacaína; tem um melhor perfil de segurança com menos cardiotoxicidade e neurotoxicidade do que a mistura racémica de bupivacaína. Para a raquianestesia, a dose habitual de levobupivacaína hiperbárica situa-se entre 7,5 mg e 12,5 mg, e são administrados outros opiáceos como o fentanil, 10-25 mcg, ou a morfina, 100-200 mcg, para melhorar a analgesia. Para anestesia peridural, a levobupivacaína é usada em concentrações que variam de 0,25% a 0,5%, com doses de 10 mL a 20 mL, dependendo da quantidade de anestesia necessária. Normalmente, no pós-operatório, a infusão contínua envolverá o uso de levobupivacaína a 0,1% a 0,125% com a adição de opióides para alívio contínuo da dor.

A ropivacaína é igual à levobupivacaína no seu modo de aplicação, mas é uma escolha popular na anestesia regional obstétrica. É menos tóxica para o sistema cardiovascular, pelo que é mais segura para doentes com problemas cardíacos pré-existentes. A dose normal para raquianestesia durante o parto por cesariana é de 7,5 mg a 10 mg de ropivacaína hiperbárica. A ropivacaína para anestesia epidural é mais frequentemente administrada em concentrações que variam de 0,2% a 0,75%. As doses variam de 10 ml a 20 ml, dependendo do efeito desejado. A taxa de infusão para o controlo da dor pós-operatória envolve geralmente ropivacaína a 0,1% com fentanilo (1-2 mcg/mL) para uma analgesia eficaz, minimizando os efeitos secundários.

Tanto a levobupivacaína como a ropivacaína são os fármacos de eleição na anestesia obstétrica devido à menor incidência de toxicidade sistémica em comparação com a bupivacaína e aos menores efeitos secundários em termos de bloqueio motor, particularmente importantes nos casos em que é necessária uma recuperação e deambulação mais rápidas no pós-operatório.

Cuidados pós-operatórios e controlo da dor:

O controlo adequado da dor pós-operatória após um parto por cesariana é essencial para otimizar a recuperação materna e a ligação precoce com o recém-nascido. Os avanços na analgesia multimodal melhoraram muito o controlo da dor após a cirurgia, com a anestesia regional a constituir a pedra angular do controlo da dor. A infusão contínua de anestésicos locais através de cateteres epidurais ou intratecais, combinada com analgésicos opióides ou não opióides, ajuda a gerir a dor aguda e a prevenir a transição para a dor crónica. Para além das abordagens padrão, o bloqueio TAP, administrado sob orientação de ultra-sons, está a ser cada vez mais adotado para o tratamento da dor abdominal pós-operatória após o parto por cesariana. Tem sido utilizado para injetar bupivacaína ou ropivacaína no plano entre as camadas da parede abdominal para tratar eficazmente a dor sem a necessidade de opióides sistémicos.

Últimos avanços em anestesia para cesariana:

Nos últimos anos, houve vários avanços no manejo anestésico do parto cesáreo que melhoraram significativamente os resultados maternos e fetais. O avanço mais importante foi o aumento do uso de orientação por ultrassom para anestesia regional. O ultrassom tornou-se uma ferramenta valiosa para garantir a colocação precisa de agulhas espinhais e epidurais, reduzindo assim o risco de bloqueios fracassados e melhorando as taxas de sucesso. Esta tecnologia é útil especialmente em casos difíceis, incluindo pacientes obesos e quando os pontos de referência anatómicos são difíceis de identificar. Outro avanço importante é a prática da raquianestesia de baixa dose, que tem sido cada vez mais utilizada por ter menos probabilidade de causar hipotensão - um efeito adverso comum nos procedimentos raquidianos padrão. [7] A raquianestesia de baixa dosagem preserva analgesia suficiente, mas diminui os efeitos colaterais que vêm com o uso de doses maiores de anestésicos locais, como bloqueio motor ou períodos de recuperação prolongados.

O advento de estratégias poupadoras de opiáceos nos cuidados perioperatórios do parto por cesariana também melhorou a recuperação materna. O uso de analgesia multimodal, incluindo medicamentos não opióides como acetaminofeno, ibuprofeno e cetorolaco, além da anestesia regional, diminuiu o uso de opióides em altas doses, levando a uma recuperação mais rápida, menos efeitos colaterais e maior satisfação materna. [8] Os protocolos ERAS estão a ser cada vez mais adoptados na anestesia obstétrica. Os protocolos ERAS centram-se na mobilização precoce, na gestão optimizada de fluidos e na retoma precoce da ingestão oral, com o objetivo de recuperar o mais cedo possível, reduzir a dor após a cirurgia e conseguir um internamento hospitalar mais curto. Os protocolos ERAS incentivam a anestesia regional para um melhor controlo da dor, o que resulta em menos complicações e num regresso mais rápido às actividades normais.

Referências:

1. Fan D, Rao J, Lin D, Zhang H, Zhou Z, Chen G, Li P, Wang W, Chen T, Chen F, Ye Y, Guo X, Liu Z. Manejo anestésico no parto cesáreo de mulheres com placenta prévia: um estudo de coorte retrospetivo. BMC Anesthesiol. 2021 Oct 19;21(1):247
2. Hill NE, Granlund B. Anesthesia for Labor, Delivery, and Cesarean Section in High-Risk Heart Disease. [Atualizado em 21/02/2023]. In: StatPearls [Internet]. Treasure Island (FL): StatPearls Publishing; 2024 Jan-. Disponível em: https://www.ncbi.nlm.nih.gov/books/NBK574578/

3. Patel BV, Zbeidy R, Hall A, Patel SD. Manejo anestésico para parto cesáreo em uma paciente com via aérea difícil e riscos de hemorragia pós-parto: Um relato de caso. Cureus. 2023 Oct 21;15(10):e47428.
4. Gandhi KA, Jain K. Gestão da anestesia para cesariana electiva de baixo risco (Categoria 4). Indian J Anaesth. 2018 Sep;62(9):667-674.
5. Dongare PA, Nataraj MS. Gestão anestésica de emergências obstétricas. Indian J Anaesth. 2018 Sep;62(9):704-709.
6. Al-areibi A, Coveney L, Singh S, Katsiris S. Relato de caso: gestão anestésica para parto por cesariana sequencial e laminectomia. Can J Anaesth. 2007 Jun;54(6):471-4.
7. Al-Husban N, Elmuhtaseb MS, Al-Husban H, Nabhan M, Abuhalaweh H, Alkhatib YM, Yousef M, Aloran B, Elyyan Y, Alghazo A. Anesthesia for Cesarean Section: Retrospective Comparative Study. Int J Womens Health. 2021 Feb 2;13:141-152.
8. Rollins M, Lucero J. Overview of anesthetic considerations for Cesarean delivery (Visão geral das considerações anestésicas para o parto por cesariana). Br Med Bull. 2012;101:105-25.

Capítulo 8: Anestesia para parturientes de alto risco

Autor: **Tenente-Coronel (Dr) Raj Narayan Mandal,** Professor Assistente, Departamento de Anestesia e Cuidados Críticos, 167 hospital militar, Dhangupeer, Punjab, Índia

---

A gestão da anestesia para a doente obstétrica de alto risco é uma parte integrante da prática obstétrica. Deve-se considerar cuidadosamente o manejo da anestesia na gestante com doenças subjacentes ou complicações obstétricas, tanto para a segurança da mãe quanto do feto. Os doentes obstétricos de alto risco incluem aqueles com doenças pré-existentes, complicações durante a gravidez ou outros factores que podem resultar em resultados desfavoráveis. Fim. O anestesiologista deve colaborar estreitamente com a equipa obstétrica na adaptação da gestão da anestesia a cada doente, tendo em conta que a prestação de cuidados anestésicos a estes indivíduos de alto risco é inerentemente complexa.

O termo "parturiente de alto risco" refere-se a mulheres grávidas que têm uma ou mais condições que aumentam o risco de complicações durante a gravidez, o trabalho de parto, o parto ou a recuperação pós-parto. As condições que contribuem para uma classificação de alto risco podem incluir doenças crónicas pré-existentes, complicações relacionadas com a gravidez ou uma combinação de ambas. Estas condições podem afetar não só o curso da gravidez, mas também o tipo de anestesia necessária e os riscos associados. [2] As condições maternas que classificam uma gravidez como de alto risco incluem hipertensão crónica, doença cardiovascular, diabetes mellitus, asma, doença renal, obesidade e anemia grave. Algumas destas condições podem ser anteriores à gravidez, enquanto outras podem desenvolver-se durante a gestação. Condições como a hipertensão gestacional, a pré-eclâmpsia e a eclâmpsia são complicações comuns relacionadas com a gravidez que colocam uma pressão adicional na saúde materna e fetal, exigindo uma monitorização vigilante e uma gestão anestésica precisa. Outras complicações obstétricas que contribuem para as gravidezes de alto risco incluem a placenta prévia, o descolamento da placenta, a gestação múltipla, a restrição do crescimento fetal e a rutura uterina. Nestes casos, a gestão anestésica deve ser adaptada não só ao estado de saúde subjacente da mãe, mas também à urgência e complexidade da situação obstétrica.

Avaliação e preparação pré-operatória:

A avaliação pré-operatória é um processo crítico para parturientes de alto risco, garantindo que a anestesia seja administrada com segurança. Este processo implica a recolha de informações tanto do historial médico como do historial obstétrico, um exame físico completo e testes laboratoriais adequados. O principal objetivo é identificar os factores de risco, avaliar a gravidade do estado da doente e determinar a melhor abordagem anestésica. [3]

Histórico médico: O anestesista deve estar ciente das doenças crónicas que o doente possa ter, como hipertensão, diabetes, doença cardíaca ou doenças respiratórias. Estas condições têm um grande impacto no plano de gestão anestésica. Por exemplo, os doentes com diabetes terão uma farmacocinética alterada e um risco acrescido de hipoglicemia. Por outro lado, os doentes com doença cardíaca podem necessitar de agentes anestésicos específicos que minimizem a depressão do miocárdio. A obesidade é outro fator de risco importante que pode complicar a gestão da anestesia ao dificultar a gestão das vias aéreas, aumentar o risco de aspiração e exigir alterações nas dosagens dos medicamentos devido a uma farmacodinâmica alterada.

História obstétrica: Inclui informações de qualquer gravidez anterior, especialmente complicações como pré-eclâmpsia, diabetes gestacional ou cesarianas. A intubação difícil anterior, a raquianestesia ou as anomalias anatómicas podem exigir uma alteração da técnica anestésica. A história atual da gravidez da paciente, com caraterísticas como gestação múltipla ou trabalho de parto pré-termo, vai influenciar a prática anestésica.

Exame físico geral: Uma boa história é seguida de um exame físico adequado para avaliar as vias aéreas, o estado cardiovascular, a função respiratória e a estabilidade do doente. O exame das vias aéreas é crucial para determinar os potenciais desafios da intubação ou da anestesia regional em doentes obesos, edematosos ou com problemas pré-existentes nas vias aéreas, como a apneia do sono. Os exames cardiovasculares e respiratórios devem centrar-se em sinais de hipertensão, sinais de retenção de líquidos, dificuldades respiratórias e sopros cardíacos, que podem alterar a gestão anestésica.

Exames laboratoriais: Hemograma, testes de função renal, electrólitos e testes de função hepática podem ser realizados por rotina. As doentes hipertensas devem ser submetidas a análises de proteínas e creatinina na urina para excluir a possibilidade de pré-eclampsia ou eclampsia. Para todas as doentes com risco de desenvolver coagulopatia, devem também ser determinados os perfis de coagulação com contagens de plaquetas para determinar o risco provável de complicações com hemorragia durante o procedimento. É crucial em parturientes de alto risco, uma vez que a perda de sangue pode ser mais significativa, especialmente em caso de descolamento da placenta ou placenta prévia. A tipagem sanguínea e a compatibilidade cruzada são importantes nestas doentes.

Técnicas de anestesia para parturientes de alto risco: O manejo anestésico da parturiente de alto risco é um componente importante do cuidado obstétrico porque as condições maternas e fetais dessas pacientes são geralmente muito complexas. As gestações de alto risco geralmente apresentam múltiplas comorbidades ou complicações que precisam ser adaptadas com estratégias anestésicas especiais para a segurança da mãe e o bem-estar do feto. As técnicas de anestesia para pacientes de alto risco devem ser cuidadosamente selecionadas a partir do repertório anestésico, tendo em consideração o estado clínico da paciente, o modo de parto e a urgência. A compreensão das alterações fisiológicas durante a gravidez, juntamente com a escolha adequada de agentes e técnicas anestésicas, será necessária para alcançar resultados óptimos. [4(]

Anestesia regional em parturientes de alto risco: Para a maioria das parturientes de alto risco, a técnica de escolha para controlar a dor durante o trabalho de parto e o parto será a anestesia regional. A anestesia regional engloba as duas técnicas principais seguintes: anestesia epidural e raquianestesia. Ambas as técnicas têm vantagens e desvantagens que devem ser ponderadas tendo em conta o estado clínico da parturiente. A utilização da anestesia regional é particularmente importante porque a parturiente permanece consciente e pode, portanto, estar muito ativa durante todo o parto, com um bom sistema de analgesia; além disso, oferece geralmente melhores resultados para o bebé do que a anestesia geral.

Anestesia epidural: A anestesia epidural envolve um cateter que é colocado no espaço epidural, normalmente ao nível lombar, onde podem ser infundidos anestésicos locais e medicamentos adjuvantes. É utilizada frequentemente em doentes obstétricas de alto risco, uma vez que pode proporcionar flexibilidade e um bom alívio da dor. A analgesia epidural é preferível para o parto vaginal e para situações em que se prevê um trabalho de parto prolongado. A anestesia epidural também pode ser utilizada em partos por cesariana, especialmente em situações electivas ou planeadas.

Para as parturientes de alto risco, a vantagem da anestesia epidural é o facto de poder proporcionar um alívio duradouro da dor, uma vez que os anestésicos locais podem ser continuamente infundidos através do cateter para uma melhor analgesia pós-operatória. No entanto, há várias considerações que devem ser tidas em conta nestes casos. A anestesia epidural é um risco conhecido de hipotensão materna e está associada particularmente aos casos de pacientes de alto risco e hipertensão pré-existente, doença cardiovascular ou hipertensão gestacional. Isto é provocado pela acumulação venosa induzida pelo bloqueio simpático e resulta numa diminuição do débito cardíaco devido à própria hipotensão, reduzindo a perfusão uteroplacentária. Para gerir esta situação, deve ser efectuada uma pré-carga com fluidos intravenosos, vasopressores (como a fenilefrina ou a efedrina) e uma monitorização contínua da pressão arterial durante o procedimento.

A consideração mais crucial em parturientes de alto risco seria a gestão da via aérea, porque algumas doentes de alto risco, especialmente obesas ou com apneia do sono e infeção no trato respiratório superior, podem apresentar dificuldades anatómicas na via aérea. Pode ocorrer aspiração e intubação difícil; portanto, é necessária uma avaliação pré-operatória detalhada, seguida de ajustes adequados na técnica. [5]

Raquianestesia: A raquianestesia é normalmente aplicada em caso de parto por cesariana e oferece a vantagem de um início rápido e de um bloqueio denso. O procedimento envolve a injeção de anestésicos locais, incluindo bupivacaína, ropivacaína ou levobupivacaína, no espaço subaracnoideu para criar um bloqueio sensorial completo. As cesarianas de emergência são melhor realizadas com raquianestesia porque este método é mais rápido do que a anestesia epidural e permite um alívio adequado da dor num período de tempo mais curto.

Em parturientes de alto risco, a raquianestesia é particularmente benéfica em situações urgentes, como descolamento de placenta ou sofrimento fetal, em que é necessária uma anestesia rápida. O principal desafio da raquianestesia é o potencial de hipotensão, particularmente em pacientes com pré-eclâmpsia ou doença cardiovascular. Tal como acontece com a anestesia epidural, pode ser necessária uma gestão cuidadosa dos fluidos e apoio vasopressor para manter a estabilidade hemodinâmica materna. Outra preocupação em pacientes de alto risco, particularmente nas obesas ou naquelas com anatomia de via aérea difícil, é o potencial bloqueio espinhal alto, que tem impacto na função respiratória.

Tanto a anestesia epidural quanto a raquianestesia podem ser combinadas com adjuvantes opióides, como fentanil ou morfina, para melhorar a analgesia e o alívio da dor pós-operatória. No entanto, esses adjuvantes devem ser usados com cautela, pois parturientes de alto risco podem ser mais sensíveis aos opióides, e doses excessivas podem levar à depressão respiratória, especialmente no período pós-parto.

Anestesia geral para parturientes de alto risco

Embora a anestesia regional seja preferida, a anestesia geral está indicada em determinadas situações obstétricas de alto risco. A anestesia geral pode ser necessária para cesarianas de emergência, quando a anestesia regional é contra-indicada ou falha, ou em casos em que é necessária uma indução rápida. A anestesia geral envolve a administração de agentes anestésicos intravenosos e relaxantes musculares para atingir a inconsciência e facilitar a intubação.[6] A decisão de utilizar a anestesia geral depende de vários factores, que incluem a urgência do procedimento, as condições médicas da doente e os riscos da anestesia regional.

Indicações para anestesia geral: A anestesia geral é normalmente uma segunda escolha na gestão da anestesia para procedimentos obstétricos, como partos por cesariana, e é normalmente reservada para emergências ou quando a anestesia regional está contra-indicada ou falhou. A anestesia regional - incluindo as técnicas epidural e raquidiana - continua a ser a primeira escolha para a maioria dos procedimentos obstétricos, mas há certas condições em que a anestesia geral se torna necessária. Isso depende da condição clínica da parturiente, da urgência do procedimento e da contraindicação ou dificuldade no uso da anestesia regional. A seguir, apresentamos um resumo das razões mais importantes para administrar anestesia geral durante a obstetrícia.

Falha da anestesia regional: A falha da anestesia regional é uma das principais razões para a transição para a anestesia geral na maioria dos procedimentos obstétricos. Apesar da eficácia da anestesia regional no alívio da dor durante o trabalho de parto e o parto, certas circunstâncias podem levar a uma anestesia inadequada, exigindo o uso de anestesia geral. Por exemplo, durante o trabalho de parto ou um parto por cesariana, um bloqueio epidural ou espinal falhado pode resultar num alívio incompleto da dor, causando um desconforto significativo para a doente e comprometendo o procedimento cirúrgico.

Vários factores podem contribuir para o insucesso da anestesia regional. As variações anatómicas da coluna vertebral, como as deformidades da coluna vertebral (por exemplo, escoliose ou espinha bífida), ou a dificuldade em identificar o espaço epidural, podem causar a não colocação adequada do cateter epidural ou da agulha espinal. A falha técnica pode dever-se à colocação incorrecta da agulha ou a um erro de dosagem do medicamento. Além disso, os factores do doente podem ser a obesidade, vias respiratórias difíceis ou cirurgias anteriores na coluna vertebral, que dificultariam o procedimento e conduziriam ao fracasso. Nos casos em que a anestesia regional não proporciona uma analgesia ou anestesia adequadas, pode ser necessária uma anestesia geral para garantir o conforto do doente e para que o procedimento cirúrgico possa prosseguir sem demora.

Cesariana de emergência: Uma cesariana de emergência é um dos cenários clínicos mais comuns em que a anestesia geral é indicada. Nas situações em que não há tempo para a anestesia regional fazer efeito, como nas emergências em que o feto está em sofrimento, ou em que há rutura uterina, descolamento da placenta ou hemorragia materna grave, a anestesia geral é necessária para obter uma anestesia rápida e assegurar a via aérea. Nessas situações de emergência, o tempo é muitas vezes essencial, e a anestesia geral permite indução e intubação rápidas, permitindo assim uma intervenção cirúrgica imediata. A anestesia geral, particularmente com RSI, permite que os anestesiologistas evitem o risco de aspiração e obtenham um controlo rápido da via aérea. Os relaxantes musculares, como o rocurónio ou a succinilcolina, são utilizados nestas situações de alta pressão para facilitar a intubação. Além disso, a anestesia geral é benéfica no caso de um doente hemodinamicamente instável, no qual se pode obter um controlo rápido da via aérea, que a anestesia regional não pode proporcionar no tempo necessário.

Embora a anestesia regional seja normalmente a primeira escolha para cesarianas, no caso de uma cesariana de emergência, cada minuto conta e, muitas vezes, a anestesia geral é necessária para um acesso rápido ao feto e ao local da cirurgia. Este é particularmente o caso quando a anestesia regional não atinge a profundidade de bloqueio necessária num período de tempo suficientemente curto ou quando existem preocupações quanto à sua segurança ou eficácia dentro do período de tempo determinado.

Contra-indicações à anestesia regional: Existem algumas condições clínicas em que a anestesia regional é contra-indicada e a anestesia geral é mais segura ou preferível. As contra-indicações à anestesia regional podem ser de natureza anatómica, farmacológica ou clínica e, por isso, tornam a aplicação de bloqueios regionais insegura ou inviável. Uma das mais sérias contra-indicações à anestesia regional é a infeção no local da injeção. Se o paciente tiver uma infeção cutânea ativa ou um abscesso na região onde a agulha ou o cateter seria inserido, há um risco maior de formação de abscesso espinhal ou epidural ou meningite. Nestes casos, a anestesia geral deve ser utilizada para evitar a introdução de infeção no sistema nervoso central. A coagulopatia é outra contraindicação absoluta à anestesia regional. Por exemplo, em doentes com pré-eclâmpsia, trombocitopenia ou que estejam a tomar anticoagulantes (como heparina, varfarina ou heparinas de baixo peso molecular), a utilização de uma agulha epidural ou espinal representa um perigo de hematoma espinal. Para os doentes cujos parâmetros de coagulação são anormais, a utilização de anestesia epidural ou raquidiana pode provocar uma hemorragia potencialmente fatal, pelo que a anestesia geral seria a melhor escolha. A alergia aos anestésicos locais é outra situação em que a anestesia regional pode não ser viável. No caso raro de uma doente ser alérgica aos anestésicos locais tipicamente utilizados na anestesia regional, como a lidocaína, a bupivacaína ou a ropivacaína, torna-se necessário optar pela anestesia geral para evitar o risco de reacções anafiláticas. Por fim, a recusa da parturiente à anestesia regional, principalmente nas parturientes com medo do procedimento ou mesmo que não toleram a técnica utilizada, pode exigir o uso da anestesia geral. Embora a anestesia regional seja sempre preferida, o conforto e a preferência da paciente também são levados em consideração após um aconselhamento adequado.

Preferência da paciente: Embora as indicações médicas sejam normalmente um fator decisivo para a escolha da melhor técnica de anestesia, a preferência da doente é também muito importante no processo de tomada de decisão, sobretudo em parturientes de alto risco. Diz-se que algumas mulheres preferem a anestesia geral, particularmente aquelas que podem ter ouvido histórias anedóticas sobre a dor ou as complicações da anestesia regional. Por exemplo, parturientes ansiosas ou receosas podem encontrar conforto na perceção do "desconhecido" da anestesia geral quando, de facto, os riscos são muitos. As mulheres que tiveram experiências traumáticas anteriores com a anestesia regional, dificuldades com o procedimento ou receio de complicações a longo prazo podem encontrar consolo na ideia de anestesia geral, em especial se estiverem mais habituadas a este método devido a experiências médicas anteriores ou a outras cirurgias.[3] Nalgumas doentes, a ansiedade, o medo de agulhas ou o medo da imobilidade durante a anestesia regional podem ser a razão da preferência. Embora a preferência do paciente não seja uma indicação médica para o uso de anestesia geral, deve ser fornecido aconselhamento sobre os riscos e benefícios de cada abordagem. Em gravidezes de alto risco, a discussão das potenciais complicações pode ajudar a tranquilizar a paciente quanto à segurança e eficácia da anestesia regional, facilitando a escolha de uma técnica regional e minimizando a ansiedade.

No entanto, se a parturiente insistir na anestesia geral, é muito importante que a equipa médica respeite os desejos da doente e, ao mesmo tempo, lhe dê educação e apoio adequados. Os riscos da anestesia geral incluem aspiração, complicações no controlo das vias aéreas e um tempo de recuperação prolongado, que devem ser discutidos, especialmente no contexto das cirurgias obstétricas.

Técnicas e fármacos utilizados em anestesia geral: A anestesia geral para a parturiente de alto risco deve ser cuidadosamente coordenada para garantir a segurança materna e fetal. A indução é geralmente realizada com a indução de seqüência rápida (ISR) para reduzir a chance de aspiração do conteúdo gástrico, especialmente em pacientes obesas, com refluxo gastroesofágico ou que estejam em trabalho de parto há muito tempo. [5] A ISR envolve um agente de indução, como o propofol ou o etomidato, seguido de um relaxante muscular, como o rocurónio ou a succinilcolina. Durante a indução, é aplicada pressão na cricoide para evitar a aspiração.

A anestesia de manutenção envolve normalmente a utilização de anestésicos voláteis, como o sevoflurano ou o desflurano, combinados com opiáceos, como o fentanil, para analgesia. A utilização de agentes voláteis é cuidadosamente titulada para atingir a profundidade correta da anestesia com um impacto reduzido no feto. O óxido nitroso é geralmente evitado na prática clínica, uma vez que tem tendência para atravessar a placenta e pode induzir vários efeitos na estrutura fetal, especialmente no primeiro trimestre. O controlo de fluidos é fundamental em doentes de alto risco sob anestesia geral. Muitas dessas pacientes podem ter condições comórbidas, como pré-eclâmpsia, doença cardíaca ou diabetes, que exigem monitoramento rigoroso do equilíbrio de fluidos. A monitorização invasiva, incluindo linhas arteriais e cateteres venosos centrais, pode ser necessária para uma monitorização precisa da pressão arterial, administração de fluidos e titulação de medicamentos.

Um avanço recente na anestesia geral para pacientes obstétricas, particularmente aquelas que requerem relaxamento muscular, é o uso de sugamadex. O sugammadex é um agente ligante seletivo de relaxantes que reverte rapidamente os efeitos do rocurónio e do vecurónio, dois relaxantes musculares habitualmente utilizados em anestesia obstétrica. O sugamadex alterou significativamente o tratamento do bloqueio neuromuscular em parturientes de alto risco, especialmente naquelas com vias aéreas difíceis ou que necessitam de reversão rápida da paralisia muscular. Isso garante que a paciente possa ser extubada de maneira segura e oportuna, reduzindo assim as complicações associadas à intubação prolongada ou à paralisia residual.

Técnicas anestésicas avançadas para parturientes de alto risco: Em algumas pacientes obstétricas de alto risco, especialmente aquelas com comorbidades graves ou condições obstétricas complexas, podem ser necessárias técnicas anestésicas avançadas. Estas técnicas são utilizadas quando a anestesia regional ou geral padrão não é suficiente ou quando a paciente tem uma condição médica específica que requer um tratamento especial.

Anestesia combinada raqui-epidural (CSE): Esta técnica é, na verdade, um híbrido entre as duas técnicas de anestesia combinadas, conhecida como anestesia combinada raqui-peridural. As suas vantagens incluem um início rápido e um bloqueio denso do componente espinal, ao mesmo tempo que oferece flexibilidade para uma analgesia contínua e o potencial para gerir a dor pós-operatória do componente epidural. [7] Por conseguinte, é muito benéfica para uma parturiente de alto risco que necessite de uma indução rápida da anestesia, mas que também necessite de um alívio da dor a longo prazo. A CSE é particularmente útil em cesarianas de emergência ou em casos em que o início da analgesia tem de ser rápido. A capacidade de proporcionar alívio rápido e prolongado da dor faz da CSE uma excelente escolha para pacientes de alto risco que podem ter recuperações complicadas.

Anestesia total intravenosa (TIVA): A anestesia intravenosa total (TIVA) é uma técnica que utiliza exclusivamente agentes anestésicos intravenosos, evitando a utilização de agentes inalatórios. Esta abordagem pode ser útil para pacientes com problemas nas vias aéreas, obesidade ou problemas com anestésicos voláteis. O propofol e o remifentanil são normalmente usados para indução e manutenção na TIVA, pois têm início rápido e são facilmente tituláveis. A TIVA proporciona um controlo mais preciso da profundidade da anestesia e reduz o risco de atonia uterina e de exposição do feto a anestésicos inalados potencialmente nocivos.

Uso de adjuvantes: Os adjuvantes - opióides, agonistas alfa-2 (como a clonidina) e corticosteróides - podem ser adicionados à anestesia regional ou geral. Assim, estes fármacos não só aumentam a analgesia e reduzem a inflamação, como também permitem uma melhor recuperação pós-operatória. No entanto, a sua utilização deve ser cuidadosamente vigiada para evitar complicações como a depressão respiratória ou a sedação na altura do pós-parto.

Referências:

1. Rai MR, Lua SH, Popat M, Russell R. Antenatal anaesthetic assessment of high-risk pregnancy: a survey of UK practice. Int J Obstet Anesth. 2005 Jul;14(3):219-22.
2. Rai MR, Lua SH, Popat M, Russell R. Antenatal anaesthetic assessment of high-risk pregnancy: a survey of UK practice. Int J Obstet Anesth. 2005 Jul;14(3):219-22
3. Kang HW, Kim WY, Jin SJ, Kim YH, Min TJ, Lee YS, Kim JH. Avaliação clínica da anestesia para cesárea de alto risco em um centro médico terciário: estudo retrospetivo por 8 anos (2009-2016). J Int Med Res. 2019 Sep;47(9):4365-4373.

4. Malinow AM, Ostheimer GW. Anestesia para parturientes de alto risco. Obstet Gynecol. 1987 Jun;69(6):951-64.
5. Alper MH, Roaf ER. Manejo anestésico da gravidez de alto risco. Clin Obstet Gynecol. 1973 Mar;16(1):347-60.
6. Butwick AJ, Tiouririne M. Avaliação de pacientes obstétricas de alto risco: um inquérito aos centros académicos dos EUA. J Clin Anesth. 2016 Sep;33:460-8.
7. Hill NE, Granlund B. Anesthesia for Labor, Delivery, and Cesarean Section in High-Risk Heart Disease. [Atualizado em 21/02/2023]. In: StatPearls [Internet]. Treasure Island (FL): StatPearls Publishing; 2024 Jan-. Disponível em: https:

Capítulo 9: Tratamento das urgências obstétricas

Autor: Dr. R. Diwakaran, Professor, Departamento de Anestesiologia do Madha Medical College and Research Institute, Chennai, Índia

Dr. Devendra Kumar V, Professor Assistente, Departamento de Anestesiologia no Madha Medical College and Research Institute, Chennai, Índia

As emergências obstétricas referem-se a situações críticas e de risco de vida que podem pôr em perigo a vida da mãe e do bebé. A gestão eficaz das emergências obstétricas exige uma intervenção atempada, anestesia adequada e colaboração multidisciplinar. A incidência de emergências obstétricas varia consoante a população, as infra-estruturas de cuidados de saúde e as condições de saúde subjacentes. No entanto, as emergências mais comuns incluem a hemorragia pós-parto (HPP), a eclâmpsia, o descolamento da placenta, a rutura uterina e o sofrimento fetal, entre outras. [10]

Emergências obstétricas: As incidências de emergências obstétricas variam consoante a região, sendo algumas condições mais frequentes em determinadas populações. De facto, a incidência global de hemorragia pós-parto ou HPP, que está a provocar a mortalidade materna, foi estimada em cerca de 2-5% de todos os partos. Este número é mais elevado em locais onde o acesso aos cuidados de saúde é reduzido. A pré-eclâmpsia e a eclâmpsia, principais causas de morbilidade materna, afectam aproximadamente 5-8% das gravidezes em todo o mundo. O descolamento da placenta, outra causa importante de emergências obstétricas, ocorre em cerca de 0,5-1% das gravidezes. Embora estas condições sejam relativamente raras, quando ocorrem, podem ter consequências catastróficas se não forem prontamente tratadas.

Eclâmpsia e pré-eclâmpsia: A pré-eclâmpsia é uma condição da gravidez com hipertensão e proteinúria, que normalmente começa após a 20ª semana de gestação. Ocorre em cerca de 5-8% das gravidezes. Se não for tratada, pode evoluir para eclâmpsia, caracterizada pelo início de convulsões, em 0,5-1% das mulheres afectadas pela pré-eclâmpsia. O controlo da pressão arterial, a prevenção das convulsões e o parto precoce do feto são a pedra angular do seu tratamento.

O sulfato de magnésio continua a ser o tratamento de primeira linha para a profilaxia das convulsões. O sulfato de magnésio é um antagonista do cálcio e reduz a ocorrência de convulsões. A anestesia regional, incluindo a analgesia epidural, é a técnica anestésica preferida para mulheres com pré-eclâmpsia ou eclâmpsia, a menos que a coagulopatia ou a hipotensão contra-indiquem. A anestesia geral é necessária quando a anestesia regional falha, o que é comum em casos de cesárea de emergência. É essencial manter um equilíbrio adequado de fluidos, monitorizar os sinais da síndrome HELLP (hemólise, enzimas hepáticas elevadas, plaquetas baixas) e fornecer reanimação adequada com produtos sanguíneos, se necessário.

Hemorragia pós-parto: A hemorragia pós-parto é uma das principais causas de morbilidade e mortalidade materna. Ocorre em cerca de 2-5% de todos os partos. É classificada em HPP primária, que ocorre nas primeiras 24 horas após o parto, e HPP secundária, que ocorre após 24 horas e até seis semanas após o parto. A causa mais comum de HPP é a atonia uterina, em que o útero não consegue contrair-se após o parto, sendo responsável por até 70-80% dos casos. O reconhecimento precoce e a intervenção rápida são necessários no tratamento da HPP. A primeira linha de tratamento da HPP inclui uterotónicos, como a oxitocina, o misoprostol ou o carboprost, para estimular a contração uterina. Se houver hemorragia maciça e os uterotónicos não conseguirem controlar a hemorragia, podem ser necessárias intervenções cirúrgicas, incluindo tamponamento uterino ou histerectomia.

O manejo da anestesia para HPP deve enfatizar a manutenção da estabilidade hemodinâmica, garantindo oxigenação adequada e alívio da dor. A anestesia geral é frequentemente necessária para a intervenção cirúrgica, que pode incluir cesariana de emergência ou histerectomia. O tratamento intra-operatório envolve transfusão de sangue, monitorização de coagulopatias e administração de factores de coagulação, se necessário. A anestesia regional pode ser utilizada em certos casos em que o estado da mulher é suficientemente estável para um parto vaginal ou para pequenos procedimentos.

Descolamento da placenta: O descolamento da placenta, ou separação prematura da placenta da parede uterina, ocorre em 0,5 a 1% das gestações e causa morbidade materna e fetal significativa. As mulheres com descolamento podem apresentar dor no abdómen, hemorragia vaginal, sensibilidade uterina e sofrimento fetal. Existem variações no grau de abrupção, com casos ligeiros que apresentam quantidades mínimas de hemorragia e casos graves, em que tanto a vida materna como a vida fetal estão em risco.

O tratamento imediato do descolamento prematuro da placenta inclui a estabilização da mãe, o controlo das perdas de sangue e a expulsão do feto. A decisão de realizar o parto do feto depende da idade gestacional, da estabilidade materna e do bem-estar fetal. Em casos de descolamento grave, é frequentemente necessária uma cesariana de emergência. O manejo anestésico envolve anestesia geral para o parto cesáreo de emergência em mulheres instáveis, embora a anestesia regional possa ser considerada se a condição da mãe estiver estável. Deve ser dada atenção cuidadosa ao estado hemodinâmico materno, à reanimação com fluidos e à transfusão de sangue para evitar o choque.

Rutura uterina: A rutura uterina é uma complicação rara na gravidez, mas pode ser perigosa. Ocorre em cerca de 0,05 a 0,1 por cento de todas as gravidezes. O risco aumenta quando a mulher já foi submetida a uma cesariana ou a outra cirurgia uterina. Apresentação da rotura uterina: Dor abdominal aguda Contracções uterinas que pararam Anomalias da frequência cardíaca fetal Hemorragia vaginal Hemorragia materna; sofrimento fetal; e até morte fetal se não for assistida a tempo. O tratamento da rutura do útero inclui uma cirurgia de emergência, que envolve uma cesariana de emergência e uma possível histerectomia para controlo da hemorragia. A anestesia geral é geralmente usada em pacientes com rutura do útero, particularmente quando a rutura é maciça ou quando a mãe é instável. A transfusão sanguínea e a reanimação volémica também acompanham o suporte de coagulação para controlo da hemorragia e manutenção da estabilidade materna. Se a rutura uterina for diagnosticada rapidamente e a mãe estiver estabilizada, pode ser administrada anestesia regional para o parto por cesariana. [2]

Sofrimento fetal: O sofrimento fetal é uma condição clínica em que o feto sofre de privação de oxigénio, apresentando-se tipicamente como um padrão anormal da frequência cardíaca fetal. A prevalência do sofrimento fetal varia consoante a causa e a idade gestacional. As causas do sofrimento fetal incluem o prolapso do cordão umbilical, a insuficiência placentária, a infeção e as contracções uterinas. Os indicadores de sofrimento fetal são padrões de frequência cardíaca fetal não tranquilizadores, como bradicardia ou desacelerações tardias. O manejo do sofrimento fetal geralmente requer um parto de emergência do feto. A anestesia geral é muitas vezes preferida para a cesariana de emergência quando a situação é grave e requer uma intervenção rápida, especialmente quando o tempo é essencial. A anestesia regional pode ser considerada em casos menos urgentes, dependendo da situação clínica. A monitorização do estado ácido-base do feto e a realização de um índice de apgar ao nascimento são essenciais para avaliar o grau de compromisso fetal.

Considerações anestésicas em emergências obstétricas: A anestesia desempenha um papel crucial no tratamento de emergências obstétricas, seja em cesarianas de emergência, no controlo de hemorragias ou na gestão de complicações como a eclâmpsia e a rutura uterina. A escolha da anestesia - seja anestesia geral ou anestesia regional - depende de vários fatores, incluindo a condição da paciente, a gravidade da emergência e o julgamento clínico.

A anestesia geral é geralmente necessária em caso de urgência, em que o parto do feto tem de ser efectuado o mais rapidamente possível. Permite um controlo rápido das vias respiratórias e uma indução mais rápida da anestesia. Os fármacos utilizados para a indução incluem o propofol e o etomidato, enquanto a succinilcolina ou o rocurónio são utilizados para ajudar a entubar. A monitorização da pressão arterial, da saturação de oxigénio e do CO2 expirado são monitorizados. Em caso de perda de sangue importante, a reanimação pode exigir produtos sanguíneos e factores de coagulação. Em situações menos emergentes, a anestesia regional, como a epidural ou a raquianestesia, é preferida devido às suas vantagens em proporcionar uma analgesia eficaz e a consciência materna durante o procedimento. [3,4] No entanto, a anestesia regional pode ser um desafio, especialmente em casos de coagulopatia ou de difícil acesso ao espaço epidural ou espinhal.

Avanços recentes em anestesia obstétrica: uso do fator vii e outros desenvolvimentos: Os recentes avanços na anestesia obstétrica centram-se na melhoria dos resultados maternos e fetais durante emergências, como perdas de sangue significativas, coagulopatias e procedimentos cirúrgicos complexos, como cesarianas e histerectomias. Um dos desenvolvimentos é a utilização do fator VII ativado recombinante (rFVIIa) na gestão das complicações hemorrágicas, especialmente na hemorragia pós-parto grave e noutras emergências obstétricas. Além disso, as melhorias nas formulações de medicamentos, na tecnologia de monitorização e nas técnicas de anestesia contribuíram significativamente para aumentar a segurança e a eficácia dos cuidados anestésicos em obstetrícia de alto risco. Este capítulo trata do uso do fator VII recombinante, seu papel na anestesia obstétrica e outras inovações recentes na área.

Fator VII ativado recombinante (rFVIIa) em emergências obstétricas: O fator VII ativado recombinante (rFVIIa) tem atraído a atenção pelo seu papel na gestão de hemorragias graves, especialmente em emergências obstétricas como a hemorragia pós-parto (HPP) e o descolamento da placenta. O fator VII é uma serina protease que desempenha um papel crucial na via extrínseca da coagulação, facilitando assim a ativação do fator X e a subsequente produção de trombina. Este medicamento pode ser utilizado em situações clínicas em que a hemostase normal é perturbada por traumatismos, coagulopatias ou perdas de sangue significativas.

Mecanismo de ação: O mecanismo de ação do rFVIIa envolve a sua ligação ao fator tecidular (FT), que é exposto no local da lesão vascular. O componente do fator VII ativa então o fator X, que faz parte da cascata de coagulação, levando à produção de trombina. A trombina desempenha um papel fundamental na conversão do fibrinogénio em fibrina, que forma um coágulo sanguíneo estável. O rFVIIa apoia a formação rápida do coágulo, evitando a necessidade de outros factores de coagulação que podem ser deficientes ou consumidos em caso de hemorragia maciça, minimizando assim as hemorragias fatais.

Utilização em situações de emergência obstétrica: É normalmente utilizado como tratamento de segunda linha em emergências obstétricas quando outros métodos, como uterotónicos, reanimação com fluidos e transfusão de produtos sanguíneos, não conseguem controlar a hemorragia. É especialmente útil na hemorragia pós-parto maciça que pode ocorrer após placenta prévia, descolamento da placenta ou rutura uterina. O fator VII também tem sido utilizado na pré-eclâmpsia grave e na eclâmpsia complicadas por CID ou hemorragia não controlada.

Um dos principais obstáculos na hemorragia obstétrica é a rápida formação de coágulos, quando os produtos padrão, como as plaquetas ou o plasma fresco congelado, não conseguem corrigir facilmente uma coagulopatia; a administração de rFVIIa proporciona uma resposta corretiva muito mais rápida, particularmente quando a hemorragia continua apesar da intervenção convencional adequada. O seu potencial para criar uma resposta rápida proporciona uma capacidade potencialmente salvadora, na medida em que a gestão dos casos de hemorragias obstétricas com maior potencial de risco de vida melhora a sobrevivência materna nestas situações importantes.

Dosagem e administração: A dose padrão de rFVIIa para o tratamento de hemorragia obstétrica grave é de 90-120 mcg/kg administrada em bolus intravenoso. A dosagem exacta varia com o grau de hemorragia, a situação clínica e a resposta aos tratamentos iniciais. É frequentemente administrada em conjunto com a transfusão de produtos sanguíneos, como glóbulos vermelhos, plaquetas e plasma fresco congelado, para otimizar a hemostase global. Podem ser administradas doses adicionais em intervalos, dependendo do estado clínico e dos parâmetros laboratoriais do doente, incluindo os níveis de hemoglobina, a contagem de plaquetas e os valores de PT/INR.

Tal como acontece com qualquer medicamento, os doentes tratados com rFVIIa devem ser cuidadosamente monitorizados - por exemplo, os níveis de fibrinogénio, o fator de coagulação e outros parâmetros de coagulação. Só é administrado num hospital bem equipado com tecnologia de monitorização e cuidados intensivos. A utilização de rFVIIa deve fazer parte de uma gestão alargada da hemorragia em equipas multidisciplinares que incluam um obstetra, um cirurgião, um anestesista e/ou um hematologista para garantir um tratamento seguro e eficaz.

Riscos e considerações: O uso de rFVIIa tem seus benefícios; entretanto, está associado a certos riscos. O risco existe principalmente em eventos tromboembólicos, como TVP, EP e AVC. Isto deve-se sobretudo à trombofilia pré-existente, à doença vascular pré-existente ou a um historial de perturbações da coagulação. Além disso, o rFVIIa pode resultar no aumento do consumo de outros factores de coagulação, exacerbando assim a coagulopatia em alguns doentes. É necessária uma monitorização rigorosa do estado cardiovascular e do perfil de coagulação durante a administração de rFVIIa a um doente para mitigar o risco destas complicações. Tendo em conta o elevado metabolismo e a depuração do fármaco num doente com doença hepática crónica e insuficiência renal, a sua administração deve ser feita com precaução; por conseguinte, o fármaco requer uma dosagem individualizada e uma reavaliação frequente, especialmente na população obstétrica de alto risco. [5]

Avanços nos fármacos e técnicas anestésicas: Além do fator VII ativado recombinante, outras áreas em que foram observadas melhorias incluem avanços na anestesia obstétrica, que melhoram o tratamento de emergências obstétricas. Entre os desenvolvimentos em agentes anestésicos, incluem-se técnicas de monitorização de doentes e avanços nas técnicas de anestesia actuais.

Avanços nos agentes anestésicos locais: Perfis de segurança e eficácia melhorados dos novos agentes. A ropivacaína e a levobupivacaína são novos anestésicos locais de ação prolongada que têm sido amplamente aceites na anestesia obstétrica, especialmente para anestesia regional durante o trabalho de parto e o parto. Estes agentes são menos cardiotóxicos do que a bupivacaína, proporcionando uma margem de segurança adicional em doentes de alto risco. A sua toxicidade sistémica reduzida e os seus melhores efeitos de poupança motora tornam-nos excelentes agentes para utilização em anestesia obstétrica, onde o alívio ideal da dor e a mobilidade materna são da maior importância. Para além dos anestésicos locais, os opióides sofreram alterações na sua administração; o fentanil e o sufentanil são agora cada vez mais utilizados para analgesia intratecal e epidural. Estes fármacos, utilizados em conjunto com os anestésicos locais, proporcionam um alívio da dor mais eficaz e com melhor controlo, melhorando assim a qualidade dos cuidados durante o trabalho de parto e o parto.

Técnicas avançadas de monitorização: Os avanços na monitorização intra-operatória também contribuíram para a melhoria dos resultados da anestesia obstétrica. As tecnologias avançadas de ultra-sons para orientar a colocação de cateteres epidurais e espinais melhoram as taxas de sucesso e a segurança das técnicas de anestesia regional[6]. A monitorização fetal contínua através da monitorização eletrónica da frequência cardíaca fetal e da colheita de amostras de gases sanguíneos do couro cabeludo permite uma melhor avaliação do bem-estar fetal durante o trabalho de parto e o parto. Sistemas de monitorização hemodinâmica mais avançados, como a monitorização não invasiva do débito cardíaco e a NIRS para monitorizar a oxigenação dos tecidos, têm sido cada vez mais implementados para permitir a administração adequada de reanimação com fluidos, a gestão da pressão arterial e a oxigenação materna durante as cesarianas e outros procedimentos obstétricos de alto risco.

Concentrados de complexo protrombínico em emergências obstétricas:

Os concentrados do complexo protrombínico, ou PCC, são produtos sanguíneos específicos que, no caso de hemorragias significativas causadas por coagulopatias, constituem uma preocupação comum que requer uma atenção séria. Sendo uma fonte rápida e altamente concentrada de factores de coagulação, o PCC oferece uma utilização mais eficiente do que o plasma congelado mais fresco, uma vez que o PFC tem de ser descongelado e o tratamento é mais lento. Os PCC são extremamente úteis em obstetrícia, uma vez que a maioria destas doentes apresenta um risco mais elevado de hemorragia devido a condições como a HPP, o descolamento da placenta, a rutura uterina e as complicações da terapêutica anticoagulante em mulheres grávidas. Assim, compreender o mecanismo de ação, os tipos, as indicações e os benefícios das PCC é de extrema importância para os obstetras e anestesistas nestas emergências. [7]

Tipos de concentrados de complexos protrombínicos: Existem duas formulações de PCCs: PCC de 3 factores e PCC de 4 factores. Ambos os tipos têm variações nos seus componentes e no contexto clínico em que podem ser aplicados. O primeiro contém os factores II, IX e X, enquanto o segundo contém também todos os factores anteriores, bem como o fator VII. As duas versões de PCC têm uma rápida reposição dos factores de coagulação deficientes em casos de coagulopatia e têm diferentes aplicações específicas de acordo com o nível de hemorragia e a condição a ser tratada. A PCC com 3 factores é geralmente aplicada para antídotos de coagulopatia devido a deficiências de varfarina ou vitamina K. É também utilizada em condições em que não é necessária a suplementação de fator VII, como a hemofilia B ou coagulopatias ligeiras. Por outro lado, o 4-fator PCC é preferido em casos mais graves de hemorragia induzida por antagonistas da vitamina K ou hemorragia obstétrica grave, particularmente quando existe uma necessidade imediata de corrigir anomalias da coagulação e parar uma hemorragia significativa. Isto confere ao fator VII em 4F-PCC uma ação terapêutica mais ampla, tornando-o mais adequado para emergências que requerem hemostase rápida.

Mecanismo de ação dos concentrados de complexos protrombínicos: A ação dos PCC consiste em substituir rapidamente os factores de coagulação para uma hemostase adequada, especialmente em situações de emergência. Estes concentrados fornecem os factores de coagulação dependentes da vitamina K: fator II (protrombina), fator VII, fator IX e fator X. Os PCC ajudam a restaurar a produção de trombina quando administrados. Este é um passo crítico na formação de coágulos sanguíneos estáveis. A trombina catalisa a conversão do fibrinogénio em fibrina, formando um coágulo e parando a hemorragia. Em emergências obstétricas, por exemplo, os PCCs podem salvar vidas quando há hemorragia grave. A formulação 4F-PCC é particularmente útil porque contém fator VII, que inicia a via extrínseca da coagulação; isto é essencial nas fases iniciais da formação do coágulo. Assim, o 4F-PCC é preferido quando há necessidade de reversão urgente da anticoagulação ou em casos de perda de sangue extensa.

Indicações para os concentrados do complexo protrombínico em emergências obstétricas: O papel do PCC nas emergências obstétricas é muito importante no tratamento de casos de HPP, casos de descolamento da placenta, rutura uterina e outras complicações que causam hemorragias através do tratamento anticoagulante. Estas condições mortais causam normalmente formas graves de hemorragia maciça e coagulopatias extremas que têm de ser corrigidas para evitar a morbilidade e a mortalidade maternas. A PP tornou-se uma das causas mais comuns de morte materna em todo o mundo e resulta principalmente de atonia uterina, retenção da placenta ou traumatismo. Por vezes, embora raramente, a DIC também pode ser precipitada juntamente com a exacerbação da hemorragia e complica o tratamento clínico. Nesses casos, os PCCs podem ser usados para restabelecer os fatores de coagulação no sistema e ajudar na estabilização. A utilização de 4F-PCC é particularmente benéfica para a correção rápida, uma vez que fornece todos os factores de coagulação.

Da mesma forma, no descolamento da placenta, em que a placenta se desprende prematuramente da parede uterina, há uma hemorragia significativa que pode levar a choque hipovolémico e coagulopatia. Nestas circunstâncias, as PCC ajudam a repor os factores de coagulação e a corrigir rapidamente as anomalias da coagulação. A formulação de 4 factores, com o fator VII incluído, é útil para ultrapassar a coagulopatia grave que pode surgir neste cenário. Outra emergência obstétrica crítica para a qual os PCCs são muito essenciais é a rutura uterina. Trata-se de um evento catastrófico muito raro que pode ser seguido de hemorragia grave e cesariana de emergência ou mesmo histerectomia. Nesta situação, a reposição rápida dos factores de coagulação com 4F-PCC pode evitar uma hemorragia maciça e melhorar o resultado materno. Os PCCs também revertem rapidamente a anticoagulação, se a paciente estiver sob terapia com varfarina.

O complexo protrombínico concentra-se na reversão da varfarina: As mulheres grávidas com válvulas cardíacas protésicas, tromboembolismo venoso ou outras condições que exijam terapia anticoagulante correm um risco acrescido de hemorragia, especialmente durante o trabalho de parto e o parto. A varfarina, um antagonista da vitamina K, é habitualmente utilizada para prevenir eventos tromboembólicos, mas acarreta um risco significativo de hemorragia, sobretudo em caso de emergência obstétrica. [7]

Na hemorragia aguda da gravidez ou na necessidade de um parto por cesariana imediato para uma mulher grávida que esteja a tomar varfarina, os PCCs oferecem um meio eficaz e imediato de reversão dos efeitos anticoagulantes da varfarina. Embora a vitamina K reverta a varfarina durante mais tempo, oferece uma dose alta e imediata dos factores de coagulação necessários para a hemostase. A formulação 4F-PCC é a mais preferida para este fim, uma vez que contém fator VII, ajudando assim a recuperar a atividade normal da coagulação de forma rápida e eficaz.

Dosagem e administração de concentrados de complexos protrombínicos: A dosagem de PCCs em emergências obstétricas varia de acordo com a gravidade da coagulopatia, o peso da paciente e a situação clínica específica. Em geral, a dose para a reversão da varfarina seria de 25 a 50 UI/kg para o 4F-PCC. No entanto, esta dose pode variar, dependendo das diretrizes que possam ser aplicadas clinicamente ou da resposta do doente. Hemorragias mais graves ou outras intervenções para hemostasia podem levar a um ajuste da dose. Para a 3F-PCC, uma dose inicial geral situa-se no intervalo de 25 a 50 UI/kg, embora isto possa variar consoante o cenário clínico. A administração de PCCs deve ser sempre acompanhada pela monitorização do INR e de outros parâmetros de coagulação, uma vez que o objetivo é corrigir rapidamente a coagulopatia e restaurar a hemostase normal.

Vantagens e limitações dos concentrados de complexos protrombínicos: Os PCCs em emergências obstétricas têm várias vantagens. Estão prontos a usar e podem ser administrados imediatamente para conseguir uma rápida restauração dos factores de coagulação, ao contrário do plasma fresco congelado, que requer descongelação e é mais lento a administrar. Isso é particularmente importante em situações de emergência em que o tempo é crítico, como hemorragia pós-parto, descolamento de placenta ou rutura uterina. [8,9]

Além disso, as PCC são mais concentradas do que o FFP, o que significa que pode ser utilizado um volume mais pequeno para obter o efeito pretendido. Isto minimiza o risco de sobrecarga de volume e todas as complicações que lhe estão associadas, incluindo o edema pulmonar. A formulação 4F-PCC, que contém fator VII, tem indicações mais amplas e pode ser utilizada para tratar um espetro mais alargado de coagulopatias. No entanto, o uso de PCCs tem algumas limitações. Em primeiro lugar, é dispendiosa em comparação com o FFP. Em segundo lugar, embora a administração de PCCs seja segura, existem riscos de trombose e eventos tromboembólicos devido à concentração de factores de coagulação. Estes riscos são potencialmente mais elevados em doentes com perturbações trombóticas pré-existentes, como os que sofrem de síndrome antifosfolipídica ou trombose venosa profunda.

Referências:

1. Bagou G, Sentilhes L, Mercier FJ, Berveiller P, Blanc J, Cesareo E, Dewandre PY, Douai B, Gloaguen A, Gonzalez M, Le Conte P, Le Gouez A, Madar H, Maisonneuve E, Morau E, Rackelboom T, Rossignol M, Sibiude J, Vaux J, Vivanti A, Goddet S, Rozenberg P, Garnier M, Chauvin A. Diretrizes para o gerenciamento de situações obstétricas urgentes em medicina de emergência, 2022. Anaesth Crit Care Pain Med. 2022 Oct;41(5):101127.
2. Mirza FG, Gaddipati S. Emergências obstétricas. Semin Perinatol. 2009 Apr;33(2):97-103
3. Dornan J. Essential management of obstetric emergencies (5th edition). Ulster Med J. 2016 maio;85(2):
4. Green M, Rider C, Ratcliff D, Woodring BC. Developing a Systematic Approach to Obstetric Emergencies (Desenvolvendo uma Abordagem Sistemática para Emergências Obstétricas). J Obstet Gynecol Neonatal Nurs. 2015 Sep-Out;44(5):677-82.
5. Dongare PA, Nataraj MS. Gestão anestésica de emergências obstétricas. Indian J Anaesth. 2018 Sep;62(9):704-709.
6. Noblot E, Raia-Barjat T, Lajeunesse C, Trombert B, Weiss S, Colombié M, Chauleur C. Programa de formação para a gestão de duas emergências obstétricas numa rede francesa de cuidados perinatais. Eur J Obstet Gynecol Reprod Biol. 2015 Jun;189:101-5
7. Samama CM. Concentrados de complexo protrombínico: uma breve revisão. Eur J Anaesthesiol. 2008 Oct;25(10):784-9.
8. Riess HB, Meier-Hellmann A, Motsch J, Elias M, Kursten FW, Dempfle CE. Concentrado de complexo protrombínico (Octaplex) em doentes que necessitam de reversão imediata da anticoagulação oral. Thromb Res. 2007;121(1):9-16
9. Franchini M, Lippi G. Concentrados de complexo protrombínico: uma atualização. Blood Transfus. 2010 Jul;8(3):149-54.

Capítulo 10: Analgesia pós-parto e recuperação

Autor: Dr. Devendra Kumar V, Professor Assistente, Departamento de Anestesiologia do Madha Medical College and Research Institute, Chennai, Índia

---

O período pós-parto, muitas vezes referido como o "quarto trimestre", é uma fase crítica para as mães, envolvendo a recuperação física do parto, ajustamentos psicológicos e a transição para a parentalidade. A gestão adequada da dor durante este período é essencial para o bem-estar materno, a recuperação e a capacidade de cuidar do recém-nascido.[1,2] A analgesia e a recuperação pós-parto são uma intersecção entre a ciência médica, os cuidados individualizados e o apoio holístico que aborda não só o alívio da dor, mas também a saúde física e emocional global da mãe.

Compreender a dor pós-parto:

A dor pós-parto pode variar significativamente consoante o modo de parto, os limiares de dor individuais e a presença de complicações. Para as mães que deram à luz por via vaginal, o traumatismo perineal, a episiotomia ou as lacerações podem resultar num desconforto significativo. Por outro lado, o parto por cesariana, uma cirurgia abdominal de grande porte, é considerado mais grave e prolongado na dor pós-operatória. Para além destas causas localizadas, no período pós-parto podem ocorrer dores generalizadas, como as cólicas uterinas, designadas por dores pós-parto, porque o útero volta ao tamanho anterior à gravidez. [3] O ingurgitamento mamário, os mamilos doridos e o desconforto músculo-esquelético provocado pelo esforço do parto ou pelas posições de amamentação tornam as dores pós-parto ainda mais complexas. Se não forem controladas, impedem a recuperação, prejudicam a ligação com o recém-nascido e colocam-nas em risco de desenvolver depressão pós-parto.

Princípios da analgesia pós-parto:

O controlo bem sucedido da dor no período pós-parto é um processo multimodal que utiliza intervenções farmacêuticas e não farmacológicas para gerir diversos tipos de dor. Em princípio, os objectivos devem ser sempre a administração da quantidade certa de alívio da dor, assegurando simultaneamente que os efeitos adversos não afectam negativamente a deambulação, a lactação ou os cuidados maternos. O regime analgésico administrado será influenciado pelos modos de parto, pelo estado de amamentação e pelas necessidades específicas de cada paciente. Uma abordagem centrada na paciente garante um plano personalizado que reflecte a experiência de dor de cada mulher e o caminho para a recuperação.

Técnicas farmacológicas de alívio da dor pós-parto

Anti-inflamatórios não esteróides:

Os AINEs, incluindo o ibuprofeno ou o diclofenac, estão entre os medicamentos de primeira linha para o alívio da dor pós-parto. São eficazes para o alívio das cólicas uterinas e do desconforto músculo-esquelético, uma vez que actuam sobre a inflamação e reduzem a dor mediada pelas prostaglandinas. Também são seguros para as mães que amamentam, com uma transferência mínima para o leite materno e um risco negligenciável para o bebé. [4]

Acetaminofeno: O acetaminofeno é outra pedra angular da analgesia pós-parto. O seu alívio da dor é normalmente adicionado aos AINEs para aumentar o alívio da dor. O acetaminofeno tem propriedades analgésicas ligeiras a moderadas, o que o torna o melhor medicamento para aliviar a dor perineal ou incisional. Em geral, o acetaminofeno é considerado seguro durante a lactação e pode ser tomado de forma programada ou com intervalos regulares.

Utilização de opiáceos para as dores pós-parto: Quando a dor pós-parto é muito forte, opióides como oxicodona ou tramadol são necessários. Estes actuam com uma analgesia potente, mas a sua utilização deve ser cautelosa devido a efeitos secundários como sonolência, náuseas ou obstipação que dificultam a recuperação. Os opiáceos em mães que amamentam devem ser utilizados na dose eficaz mais baixa e durante o período mais curto, uma vez que podem aparecer em pequenas quantidades no leite materno. Os recentes avanços nas estratégias de poupança de opiáceos incluem analgesia multimodal e técnicas de anestesia regional, reduzindo assim significativamente a necessidade de opiáceos para tratar a dor pós-parto. [5] Por exemplo, a administração de bloqueios nervosos ou a infiltração da ferida com anestésicos locais na altura do parto por cesariana está associada a um grande alívio da dor, reduzindo assim a necessidade de opiáceos sistémicos.

A anestesia regional no tratamento da dor pós-parto:

A anestesia regional, incluindo a analgesia epidural e os bloqueios TAP, continua a ser uma parte integrante da estratégia de gestão da dor pós-parto. A analgesia epidural, normalmente utilizada no trabalho de parto, pode ser alargada ao período pós-parto para alívio contínuo da dor após um parto vaginal ou cesariana. Isto minimizaria a necessidade de medicação sistémica e proporcionaria um melhor controlo da dor durante a fase inicial de recuperação. Os bloqueios TAP incluem a injeção de anestésicos locais na parede abdominal para combater a dor causada pelas incisões de cesariana. Esses bloqueios proporcionam analgesia de longo prazo, aumentam a mobilidade no período pós-parto e diminuem o uso de opióides; portanto, são parte integrante dos protocolos de recuperação aprimorada após o parto cesáreo.

Métodos não farmacológicos de alívio da dor pós-parto

As abordagens não farmacológicas são também uma parte fundamental do tratamento da dor pós-parto. Abrangem aspectos de recuperação física e emocional. Estes métodos são muito importantes para as mães que preferem menos medicação ou para as que têm contra-indicações para alguns medicamentos.

A aplicação de calor ou frio na região afetada pode ser utilizada como analgesia local. Por exemplo, os pacotes de calor proporcionam alívio das cólicas uterinas e das dores músculo-esqueléticas, enquanto as compressas frias são utilizadas para aliviar a dor e o inchaço na região perineal em doentes que foram submetidas a um parto vaginal. Os exercícios para o pavimento pélvico e os programas de reabilitação podem ajudar as mulheres a curarem-se da dor perineal ou da disfunção do pavimento pélvico. Os exercícios orientados por fisioterapeutas qualificados podem melhorar o tónus muscular, reduzir o desconforto e melhorar a saúde pélvica em geral. As técnicas de relaxamento, como a respiração profunda, a meditação e o ioga, podem ajudar a gerir a dor pós-parto, reduzindo o stress e promovendo uma sensação de controlo. A terapia cognitivo-comportamental (TCC) e as intervenções baseadas na atenção plena são cada vez mais reconhecidas pelo seu papel na gestão da dor crónica e na melhoria do bem-estar emocional. A dor induzida pela amamentação, como mamilos doridos e ingurgitamento, também pode ser evitada através da utilização adequada de técnicas de amamentação e de apoio. Os consultores de lactação orientam as mães sobre a pega correta, as posições de alimentação e os cuidados a ter com os mamilos, reduzindo assim este desconforto. [6]

Recuperação pós-parto: uma abordagem holística

Recuperação física: O processo de recuperação física após o parto é influenciado por múltiplos factores, incluindo o modo de parto, as condições de saúde pré-existentes e a presença de complicações. Para a maioria das mulheres, o período pós-parto imediato envolve a involução uterina, a cicatrização de traumas relacionados com o parto e ajustes hormonais. O controlo adequado da dor durante este período permite uma maior mobilidade, o que é essencial para prevenir complicações como a trombose venosa profunda (TVP) e promover a recuperação geral. Após o parto por cesariana, os protocolos ERAS ganharam destaque. Os protocolos ERAS centram-se na deambulação precoce, no controlo optimizado da dor e na retoma precoce das actividades normais para melhorar os resultados e reduzir o tempo de internamento hospitalar.

Recuperação psicológica: A recuperação psicológica faz parte dos cuidados pós-parto porque muitas mulheres sofrem alterações de humor, ansiedade ou sintomas depressivos durante este período. A dor e o desconforto físico podem intensificar estes sentimentos e uma gestão eficaz da dor é parte integrante dos cuidados de saúde mental. A depressão pós-parto é uma doença grave que afecta até 15% das novas mães e requer frequentemente uma abordagem multidisciplinar que envolve profissionais de saúde mental, grupos de apoio e o envolvimento da família. O controlo da dor e uma experiência de recuperação positiva podem reduzir significativamente o risco de desenvolver depressão pós-parto. [7]

Vinculação e amamentação: A dor e o desconforto podem impedir a capacidade da mãe de criar laços com o recém-nascido ou de estabelecer rotinas de amamentação. Uma boa gestão da dor melhora a capacidade da mãe para se concentrar nos cuidados com o bebé, promovendo uma ligação precoce e uma amamentação bem sucedida. O contacto pele a pele, a amamentação frequente e um ambiente de apoio melhoram ainda mais a experiência pós-parto.

Desafios na gestão da dor pós-parto: Embora a analgesia pós-parto tenha registado enormes progressos, ainda existem desafios no que diz respeito ao acesso equitativo aos cuidados e à resposta a necessidades não satisfeitas. As disparidades no acesso aos cuidados de saúde, as crenças culturais sobre a dor e o estigma relacionado com a utilização de medicamentos para a dor podem impedir que as mulheres recebam um alívio adequado da dor. A crise dos opiáceos aumentou as preocupações sobre a utilização de opiáceos nos cuidados pós-parto, exigindo assim um melhor equilíbrio entre a gestão da dor e a prevenção do uso indevido de opiáceos; por conseguinte, a educação de um prestador de cuidados de saúde e de uma doente sobre a analgesia multimodal e os métodos alternativos disponíveis para o alívio da dor representa um desafio para estas questões.

Direcções futuras na analgesia e recuperação pós-parto:

O futuro do tratamento da dor pós-parto reside em abordagens personalizadas e centradas no paciente. Os avanços na farmacologia, como o desenvolvimento de anestésicos locais de ação prolongada e analgésicos não opiáceos, são promissores para melhorar o alívio da dor, minimizando os efeitos secundários. A telemedicina e as ferramentas digitais de saúde estão a emergir como recursos valiosos para os cuidados pós-parto, proporcionando acesso remoto a conselhos sobre o controlo da dor, apoio à saúde mental e acompanhamento da recuperação. [8]Estas tecnologias podem colmatar as lacunas nos cuidados e garantir que as mulheres recebem apoio contínuo durante o período pós-parto. A investigação sobre os efeitos a longo prazo da dor pós-parto e da recuperação é também essencial para informar as melhores práticas. Compreender a interação entre a dor física, a saúde mental e o bem-estar geral permitirá aos prestadores de cuidados de saúde desenvolver planos de cuidados abrangentes que respondam às diversas necessidades das mulheres no período pós-parto.

Educação pré-natal para a dor pós-parto: A educação pré-natal é uma parte crucial, mas frequentemente subutilizada, da preparação da futura mãe para os desafios da dor e da recuperação pós-parto. As aulas pré-natais estruturadas podem fornecer às mulheres conhecimentos essenciais sobre os tipos de dor que podem encontrar após o parto, estratégias para gerir o desconforto e técnicas para facilitar uma recuperação mais rápida. Ao estabelecer expectativas realistas e dotar as mulheres de ferramentas práticas, a educação pré-natal ajuda a reduzir a ansiedade e promove uma sensação de controlo durante o período pós-parto. A educação deve centrar-se na cobertura de questões relacionadas com a dor pós-parto, como o desconforto perineal, as cólicas uterinas, a cicatrização da ferida da cesariana e também questões relacionadas com as dores da amamentação. A mulher deve conhecer o seu acesso a intervenções farmacológicas ou outras opções de alívio não farmacológico da dor durante a gravidez. [9] Por exemplo, quase todas as mães que amamentam beneficiam de conhecimentos sobre o consumo correto de medicamentos durante a amamentação e da compreensão do papel da analgesia multimodal. Outro aspeto importante da educação pré-natal é o ensino de várias técnicas físicas, como exercícios respiratórios, exercícios para o pavimento pélvico e técnicas de relaxamento, que podem ajudar na diminuição da dor e na recuperação. As mulheres sentir-se-ão motivadas a tomar as suas próprias medidas de cuidados, como a mobilização precoce e as práticas de autocuidado após o parto, se forem devidamente informadas sobre o seu corpo e o processo de recuperação. Além disso, a educação pré-natal pode preparar os parceiros e os membros da família para prestar apoio emocional e físico, o que tem um impacto significativo na capacidade da mãe para gerir a dor pós-parto. A capacitação da unidade familiar promove um ambiente de apoio, permitindo que as novas mães se concentrem na cura e na criação de laços com os seus bebés.

Implicações da fisioterapia na dor pós-parto: A fisioterapia é um excelente recurso para gerir a dor pós-parto e facilitar a recuperação. Um fisioterapeuta na área da saúde da mulher pode trabalhar numa vasta gama de problemas pós-parto, desde o desconforto músculo-esquelético à disfunção do pavimento pélvico e à dor resultante do trauma do parto. A fisioterapia também é útil para as mulheres que acabaram de dar à luz por via vaginal. Ajuda a reduzir a dor perineal e melhora a função do pavimento pélvico. Técnicas como o treino dos músculos do pavimento pélvico, o biofeedback e a terapia manual ajudam a fortalecer os músculos enfraquecidos, a reduzir o desconforto e a prevenir complicações como a incontinência ou o prolapso dos órgãos pélvicos. Estas intervenções também promovem a saúde pélvica e a resiliência a longo prazo.

A recuperação abdominal, a mobilização das cicatrizes e o alinhamento músculo-esquelético são alguns dos aspectos fundamentais que são focados após um parto por cesariana. Os exercícios suaves prescritos por um fisioterapeuta ajudarão a melhorar a força do núcleo, a reduzir as aderências do tecido cicatricial e a aliviar as dores nas costas resultantes de períodos prolongados de amamentação ou de cuidados com o recém-nascido. Está provado que a mobilização precoce orientada por fisioterapeutas reduz o risco de complicações como a TVP e melhora a recuperação geral.

Para além de ajudar a evitar o desconforto físico, os fisioterapeutas ajudam a sensibilizar as mulheres para a postura adequada e para as formas ergonómicas de pegar no bebé e para os exercícios adequados que têm sido preconizados. Tudo isto ajuda a reduzir a possibilidade de tensão músculo-esquelética e de dor durante a maternidade. Para as mulheres com dor crónica ou não resolvida pós-parto, a fisioterapia proporciona intervenções específicas e planos de recuperação adaptados. A colaboração entre fisioterapeutas, obstetras e profissionais de saúde mental assegura uma abordagem holística dos cuidados pós-parto, abordando as dimensões físicas e emocionais da dor. [3,7] Para além de melhorar a recuperação materna, a educação pré-natal e a fisioterapia no controlo da dor pós-parto lançam as bases para uma saúde e um bem-estar prolongados. Para os prestadores de cuidados de saúde, a capacitação das mulheres em termos de conhecimento e acesso a quaisquer recursos terapêuticos pode ajudar as mães a desfrutar da fase pós-parto com mais confiança e facilidade.

Referências:

1. Fahey JO. Best Practices in Management of Postpartum Pain (Melhores práticas no tratamento da dor pós-parto). J Perinat Neonatal Nurs. 2017 Abr/Jun;31(2):126-136.
2. HEADLEY CR. Analgesia para dor pós-parto. Bull Geisinger. 1963 maio;15:75-9
3. Maeda A, Shimada G, Fujita N, Suzuki R, Yamanaka M, Takahashi O, Uchida T, Nagasaka Y. Acute pain and analgesic requirement after vaginal childbirth with and without neuraxial labor analgesia-Retrospective cohort study. PLoS One. 2023 Apr 18;18(4):e0284106.
4. Deussen AR, Ashwood P, Martis R. Analgesia para alívio da dor devido a cãibras/involução uterina após o parto. Cochrane Database Syst Rev. 2011 May 11;(5):CD004908. doi: 10.1002/14651858.CD004908.pub2. Atualizado em: Cochrane Database Syst Rev. 2020 Oct 20;10:CD004908.
5. East N, Dubé J, Perreault É. Postpartum pain relief: a randomized comparison of self-administered medication and standard administration (Alívio da dor pós-parto: uma comparação aleatória entre medicação auto-administrada e administração padrão). J Obstet Gynaecol Can. 2007 Dec;29(12):975-981

6. Eshkevari L, Trout KK, Damore J. Management of postpartum pain (Gestão da dor pós-parto). J Midwifery Womens Health. 2013 Nov-Dez;58(6):622-31.
7. Lim G, Levine MD, Mascha EJ, Wasan AD. Labor Pain, Analgesia, and Postpartum Depression (Dor no parto, analgesia e depressão pós-parto): Estamos a fazer as perguntas certas? Anesth Analg. 2020 Mar;130(3):610-614.
8. Kaur A, Mitra S, Singh J, Sarna R, Pandher DK, Saroa R, Das S. Pain, stress, analgesia and postpartum depression: Revisitando a controvérsia com um ensaio clínico randomizado. Saudi J Anaesth. 2020 Out-Dez;14(4):473-479
9. Lim G, LaSorda KR, Krans E, Rosario BL, Wong CA, Caritis S. Associações entre tipo de dor pós-parto, intensidade da dor e uso de opiáceos em pacientes com e sem transtorno de uso de opiáceos: um estudo transversal. Br J Anaesth. 2023 Jan;130(1):94-102.

Capítulo 11: Avanços e considerações éticas em anestesia obstétrica

Autor: Dr. Chinmay Divyadarshi Kar, Pós-graduado, Departamento de Anestesia, D Y Patil Medical College and Hospital, Nerul, Navi Mumbai, Índia

---

A anestesia obstétrica é uma especialidade essencial nos cuidados de saúde modernos que garante a segurança e o conforto da mãe e do bebé durante o trabalho de parto, o parto e a fase de recuperação pós-parto. Ao longo das décadas, foram efectuadas alterações significativas na técnica, tecnologia e fármacos que transformaram a anestesia obstétrica numa disciplina mais segura e precisa. No entanto, esses avanços trazem consigo o desafio de navegar por considerações éticas para que a autonomia do paciente, o consentimento informado e o acesso aos cuidados permaneçam justos.[1,2] É essa tensão entre o avanço da tecnologia e a responsabilidade ética que definirá o campo emergente da anestesia obstétrica.

Avanços em anestesia obstétrica

A anestesia regional, especialmente a epidural e a raquianestesia, mudou radicalmente os cuidados obstétricos ao proporcionar alívio da dor, com a mãe acordada e alerta durante o parto. Os recentes avanços na raquianestesia combinada (RCE) refinaram ainda mais esta abordagem, combinando o início imediato da raquianestesia com a duração prolongada de uma epidural. A CSE é particularmente benéfica para a analgesia de parto, uma vez que permite a titulação do alívio da dor ao mesmo tempo que minimiza o bloqueio motor, permitindo que as mães participem ativamente no processo de parto. Os avanços na anestesia regional guiada por ultrassom melhoraram a precisão e a segurança da colocação da agulha, evitando perfurações durais e danos aos nervos. [3] É mais eficaz em doentes obesos ou anatomicamente difíceis, em que as técnicas baseadas em pontos de referência são menos fiáveis. Esta é a razão pela qual a orientação por ultra-sons se tornou o padrão de cuidados na maioria das práticas de anestesia obstétrica.

Agentes farmacológicos mais recentes: A farmacologia moderna contribuiu muito para a segurança e a eficácia da anestesia obstétrica. A introdução de anestésicos locais de baixa concentração, como a ropivacaína e a levobupivacaína, reduziu a toxicidade sistémica, preservando a função motora. Estes medicamentos proporcionam um alívio eficaz da dor com menos efeitos secundários, permitindo uma experiência de parto mais confortável e controlada. Para além destes, os avanços nos medicamentos adjuvantes, como os opióides e os agonistas alfa-2, melhoram a qualidade da analgesia. Os medicamentos intravenosos, como o remifentanil, são atualmente utilizados para a PCA apenas quando a anestesia regional está contra-indicada ou não é possível numa mulher grávida. As opções são suficientemente flexíveis para satisfazer as necessidades individuais das mulheres grávidas.

Perfis de monitorização e segurança melhorados: Os avanços tecnológicos no que respeita à monitorização dos doentes melhoraram consideravelmente a segurança da anestesia obstétrica. Atualmente, a pressão arterial materna, a frequência cardíaca, a saturação de oxigénio e o estado do feto são monitorizados continuamente, garantindo que complicações como a hipotensão, o sofrimento fetal ou uma reação adversa aos fármacos possam ser identificadas precocemente e tratadas em conformidade. Os monitores de débito cardíaco não invasivos e os sistemas avançados de monitorização fetal também melhoraram a segurança da mãe e do feto. Simultaneamente, as listas de verificação do equipamento de anestesia e da preparação dos medicamentos reduziram os erros quando surgem situações urgentes como cesarianas ou hemorragias pós-parto. A formação em simulação em anestesiologia obstétrica também melhorou a preparação em cenários como a embolia de líquido amniótico ou mesmo a gestão de uma via aérea difícil. [4,5]

Técnicas minimamente invasivas e cuidados centrados no paciente: As abordagens minimamente invasivas, como os sistemas de administração epidural baseados em cateteres, simplificaram a administração da anestesia e reduziram o risco de infeção. Além disso, surgiram modelos de cuidados centrados na paciente, baseados em planos individualizados de tratamento da dor adaptados às preferências da paciente, ao seu historial médico e à evolução do trabalho de parto. A tomada de decisões partilhada entre o anestesista, o obstetra e a doente constitui agora a pedra angular da anestesia obstétrica, assegurando cuidados adaptados às necessidades únicas de cada mãe.

Avanços na anestesia geral: Embora a anestesia regional seja preferida na maioria dos casos obstétricos, os avanços na anestesia geral também melhoraram a segurança e a eficácia quando é necessária, como em cesarianas de emergência ou quando as técnicas regionais são contra-indicadas. Os agentes anestésicos modernos, como o propofol e o sevoflurano, permitem uma indução e recuperação rápidas com efeitos neonatais mínimos. Além disso, os recentes avanços nos instrumentos de controlo das vias aéreas, incluindo videolaringoscópios e dispositivos supraglóticos das vias aéreas, reduziram o risco de complicações associadas à intubação difícil, uma preocupação significativa na anestesia obstétrica.

Considerações éticas em anestesia obstétrica:

Consentimento informado e autonomia do paciente: Um dos princípios éticos fundamentais da anestesia obstétrica é o respeito pela autonomia. As mulheres grávidas têm o direito de decidir se querem receber anestésicos durante o trabalho de parto e o parto, uma vez que esta é uma decisão informada sobre as suas opções de controlo da dor. Por este motivo, espera-se que os anestesiologistas forneçam informações claras e imparciais relativamente aos benefícios, riscos e alternativas associados às várias técnicas de anestesia. [6]

O processo de obtenção do consentimento informado pode ser um desafio em contextos obstétricos, especialmente durante o trabalho de parto, quando as pacientes podem estar a sentir dores significativas ou sofrimento emocional. Os anestesiologistas devem equilibrar a urgência da situação com a necessidade de garantir que as pacientes entendam completamente suas opções. Nos casos em que a anestesia regional ou geral deve ser realizada para uma cesariana de emergência, o consentimento informado pode ter que ser obtido com pressa e, portanto, a educação do paciente antes dessas visitas é muito importante.

Controlo da dor e equidade: O acesso a um controlo eficaz da dor é uma consideração ética importante na anestesia obstétrica. Todas as mulheres grávidas, independentemente do seu estatuto socioeconómico, etnia ou localização geográfica, devem ter acesso a serviços de anestesia seguros e eficazes. No entanto, existem disparidades no alívio da dor durante o trabalho de parto, particularmente em locais com poucos recursos, onde as técnicas de anestesia regional e o pessoal para a administrar podem não estar prontamente disponíveis. [7] Essas disparidades exigiriam mudanças sistémicas na disponibilidade de anestesiologistas com formação, melhoria das infra-estruturas e subsídios para serviços de anestesia destinados a populações carenciadas.

Atingir o equilíbrio materno e fetal: A anestesia obstétrica envolve dilemas éticos únicos porque as decisões devem considerar tanto a mãe quanto o feto. Por exemplo, alguns medicamentos utilizados em anestesia atravessam a placenta e podem afetar o bem-estar do feto. Os anestesiologistas devem pesar cuidadosamente os riscos e benefícios das diferentes técnicas para otimizar os resultados para ambos os pacientes. Às vezes, as preferências maternas podem não estar alinhadas com o que é mais seguro para o feto. Por exemplo, uma mãe pode pedir para evitar a anestesia regional com base em crenças pessoais ou medo, embora esta seja a escolha recomendada para minimizar a exposição do feto a fármacos sistémicos. Nesses cenários, os anestesiologistas precisam entrar em uma discussão compassiva para abordar as preocupações da mãe e, ao mesmo tempo, defender a abordagem mais segura.

Situações de emergência e desafios éticos: A anestesia obstétrica está frequentemente repleta de graves dilemas éticos em situações de emergência. Por exemplo, com sofrimento fetal grave ou hemorragia materna, a urgência da tomada de decisão pode complicar o processo de obtenção do consentimento informado. Enquanto agem no melhor interesse da mãe e do feto sob pressão, os anestesiologistas devem garantir que os princípios éticos sejam respeitados. O uso de anestesia geral em situações de emergência, embora mais perigoso do que as técnicas regionais, pode ter de ser empregue para salvar a mãe ou o feto. Nestes casos, uma comunicação clara com a doente e a sua família é a chave para manter a sua confiança e transparência, mesmo que as coisas sejam urgentes.

Ética da perceção da dor e sensibilidade cultural: Há muitas percepções da dor e atitudes em relação ao alívio da dor durante o parto, dependendo da cultura e do indivíduo. Algumas mulheres podem preferir ter um parto natural sem qualquer intervenção médica, enquanto outras podem optar pelo máximo alívio possível da dor. Os anestesiologistas devem respeitar a preferência, mas garantir que as pacientes não sejam submetidas a nenhum sofrimento desnecessário. A sensibilidade cultural é uma ferramenta importante para a gestão de considerações éticas em anestesia obstétrica. Os profissionais precisam estar cientes e sensíveis às crenças culturais que orientam o processo de tomada de decisão de uma mulher sobre aceitar ou não a anestesia. Isso requer um ambiente de cuidados que seja aberto e respeitoso, com uma abordagem centrada no paciente que também seja culturalmente apropriada.

Implicações éticas dos avanços tecnológicos: Embora a anestesia obstétrica tenha melhorado a segurança e os resultados, ela também levanta questões sobre o acesso equitativo e a alocação de recursos. Tecnologias como a anestesia guiada por ultrassom e sistemas avançados de monitoramento podem não ser acessíveis a todos os ambientes devido a restrições de custo ou logísticas. Um imperativo ético é garantir que estas inovações beneficiem um vasto leque de doentes, em vez de se limitarem a locais com recursos elevados. O uso crescente da tecnologia também não deve ofuscar o julgamento clínico essencial e o cuidado compassivo necessários para o atendimento ao paciente. Em vez disso, os anestesiologistas devem permitir que a tecnologia facilite e melhore a sua ligação humana, mas não substitua o papel central que desempenha nos cuidados centrados no doente.

Direcções futuras e liderança ética: O campo da anestesia obstétrica continua a evoluir, com a investigação em curso centrada no desenvolvimento de fármacos mais seguros, no aperfeiçoamento de técnicas e na abordagem das disparidades nos cuidados. À medida que esses avanços se desenvolvem, os anestesiologistas têm uma oportunidade única de liderar pelo exemplo na abordagem dos desafios éticos que surgem. A liderança ética na anestesia obstétrica incluiria a defesa de políticas que promovam a equidade, o acesso e a educação. Por exemplo, a formação de mais anestesiologistas em locais com poucos recursos e a melhoria do acesso à anestesia regional ajudariam a resolver as disparidades nos cuidados maternos em todo o mundo. Do mesmo modo, a promoção da investigação sobre os efeitos a longo prazo dos agentes anestésicos na saúde materna e fetal garantiria que as práticas continuassem a basear-se em provas e a ser eticamente corretas. [8]

Cirurgias fetais e anestesia obstétrica: avanços e questões éticas: A cirurgia fetal, também referida como cirurgia pré-natal ou intra-uterina, é um campo em rápido avanço que é promissor para o tratamento de anomalias congénitas e condições de risco de vida antes do nascimento. Estes procedimentos são frequentemente complexos e delicados, exigindo uma coordenação precisa entre especialistas em medicina materno-fetal, cirurgiões e anestesistas para garantir a segurança do feto e da mãe. A anestesia obstétrica é fundamental nestes procedimentos, pois permite o alívio da dor, a sedação materna e o relaxamento uterino, preservando as condições ideais para o feto. Por outro lado, com a crescente incidência de cirurgias fetais, surge a questão ética que deve ser ponderada com cautela. O equilíbrio entre a autonomia materna, os direitos do feto e os riscos associados a uma intervenção de tão alto risco é abrangido por este domínio da ética.

Progresso da cirurgia fetal e da anestesia obstétrica:

A cirurgia fetal desenvolveu-se consideravelmente nas últimas décadas, passando de procedimentos experimentais a práticas clínicas estabelecidas em determinadas condições. As primeiras inovações, como a cirurgia fetal aberta para defeitos do tubo neural, abriram caminho para técnicas minimamente invasivas, como a cirurgia fetoscópica. Estes avanços expandiram muito o âmbito das doenças tratáveis, incluindo a hérnia diafragmática congénita, a síndrome de transfusão de gémeos para gémeos (TTTS) e a espinha bífida. As modernas técnicas actuais de imagiologia fetal, juntamente com a ultrassonografia de melhor resolução, e o advento da ressonância magnética fetal e da imagiologia 3D, permitem um diagnóstico e um planeamento precisos das intervenções cirúrgicas, melhorando assim as técnicas de anestesia obstétrica para satisfazer as suas necessidades específicas em matéria de cirurgia fetal.

Cirurgia fetal com técnicas de anestesia: A anestesia obstétrica em cirurgia fetal é muito especializada e duplamente orientada para os cuidados maternos e fetais. Para as cirurgias fetais abertas, a anestesia geral é mais frequentemente utilizada porque vai proporcionar sedação materna, relaxamento uterino e imobilização fetal - factores essenciais para bons resultados cirúrgicos. A anestesia regional, como a raquianestesia ou a epidural, é frequentemente preferida para procedimentos fetoscópicos para minimizar os efeitos na mãe e permitir um controlo adequado da dor. Uma das inovações importantes aplicadas nesse campo são os agentes anestésicos que atravessam a placenta para a aplicação de anestesia e analgesia fetal. Por exemplo, a utilização de medicamentos como o fentanil, administrado à mãe para dar à mãe e, simultaneamente, a sua libertação através da placenta, atingindo o feto, resulta na indução da sedação fetal, sem que haja sensação de dor resultante da realização da cirurgia. Também nestes métodos, um requisito rigoroso que tem de ser observado é a aplicação da dose correta, uma vez que uma aplicação excessiva pode revelar-se perigosa. As técnicas avançadas de monitorização, incluindo a monitorização intra-operatória da frequência cardíaca fetal e da oxigenação, melhoraram significativamente a segurança das cirurgias fetais. Estas tecnologias permitem aos anestesiologistas detetar e tratar complicações, como bradicardia fetal ou hipoxia, em tempo real. Técnicas como o tratamento ex utero intrapartum (EXIT), que envolve a entrega parcial do feto durante a cirurgia, alargaram ainda mais o âmbito do que é possível na intervenção fetal.

Avanços no relaxamento uterino: Para intervenções fetais abertas, o relaxamento uterino pode ser mantido para proporcionar melhor acesso ao feto nas mãos dos cirurgiões e, ao mesmo tempo, minimizar o trauma uterino. Vários avanços nas drogas tocolíticas, como a nitroglicerina e o sulfato de magnésio, melhoraram a capacidade de relaxamento uterino seguro. Esses medicamentos são lentamente titulados pelos anestesistas para equilibrar a necessidade de um bom acesso cirúrgico com o risco de trabalho de parto prematuro ou efeitos colaterais maternos.

Considerações éticas em cirurgia fetal e obstétrica

Autonomia materna versus direitos do feto: Provavelmente, um dos dilemas éticos mais complexos da cirurgia fetal é o equilíbrio entre a autonomia materna e os direitos fetais. Uma vez que a cirurgia fetal coloca inerentemente a mãe em risco devido à anestesia, à intervenção cirúrgica e a potenciais complicações, como infeção, hemorragia ou trabalho de parto prematuro, esses riscos devem ser ponderados em relação aos potenciais benefícios para o feto, que podem incluir a prevenção de incapacidade grave ou morte. O consentimento materno, portanto, é fundamental para a prática ética da cirurgia fetal. As grávidas devem receber informação completa sobre os riscos, benefícios e alternativas à cirurgia para o tratamento da sua gravidez, incluindo os potenciais efeitos que esta pode ter na sua saúde e em futuras gravidezes. Numa situação como esta, em que os potenciais benefícios para o feto podem ser imensos, deve prevalecer o princípio do consentimento informado. Os dilemas éticos surgem nos casos em que uma mãe recusa a cirurgia fetal mesmo depois de ter sido altamente recomendada pelos médicos. O prestador de cuidados de saúde deve respeitar a autonomia da mãe, mas garantir que o processo de tomada de decisão não é coercivo. Por outro lado, nos casos em que a cirurgia fetal é efectuada à custa de grandes riscos para a mãe, é necessária uma ponderação ética muito cuidadosa para garantir que o benefício materno não é sacrificado em nome do benefício fetal.

O feto como doente: Fica a questão moral e legal sobre o estatuto do feto como paciente aquando de uma cirurgia fetal. Uma vez que tal se tornou possível devido aos avanços no campo da medicina, esta consideração tem ainda de ser tida em conta, juntamente com o facto de o feto residir no corpo materno. Os quadros éticos relativos à cirurgia fetal são os modelos de doentes duplos que estabelecem a mãe e o feto como doentes com direitos e interesses relacionados, mas separados. Este modelo de duplo paciente é mais problemático quando os interesses maternos e fetais estão em conflito. Por exemplo, uma mãe com condições médicas pré-existentes enfrentará riscos acrescidos numa cirurgia fetal, sendo necessário determinar cuidadosamente se os potenciais benefícios fetais justificam os riscos maternos.

Justiça e equidade no acesso aos cuidados: A cirurgia fetal é uma intervenção de recursos intensivos, que requer equipas cirúrgicas especializadas, tecnologias avançadas e cuidados pós-operatórios extensivos. O acesso a estes procedimentos é, por conseguinte, muitas vezes limitado a locais com recursos elevados, o que suscita preocupações em matéria de justiça e equidade nos cuidados de saúde. As disparidades no acesso à cirurgia fetal podem afetar desproporcionadamente indivíduos com baixos rendimentos, comunidades carenciadas ou países com infra-estruturas de cuidados de saúde limitadas. Do ponto de vista ético, estas disparidades devem ser reduzidas e devem ser envidados esforços nesse sentido através de programas de formação de cirurgiões fetais, do investimento em infra-estruturas de cuidados de saúde e do desenvolvimento de técnicas cirúrgicas com uma boa relação custo-eficácia. Trata-se de um passo fundamental para a prestação de cuidados equitativos, em que os benefícios da cirurgia fetal são acessíveis a uma grande população.

Dimensões éticas do avanço tecnológico: Os avanços na cirurgia fetal e na anestesia obstétrica são acompanhados de considerações éticas sobre o uso de tecnologias emergentes. Por exemplo, a deteção precoce e exacta de anomalias fetais através de imagiologia avançada suscita decisões difíceis sobre a realização de cirurgia, a continuação da gravidez ou a sua interrupção. Os profissionais devem abordar essas situações com sensibilidade, garantindo que as pacientes recebam informações imparciais e apoio durante todo o processo de tomada de decisão.

Para além disso, as inovações nos procedimentos cirúrgicos e anestésicos necessitam de uma análise exaustiva para estabelecer a sua segurança e eficácia. Por questões éticas, as inovações só devem ser utilizadas após validação científica, o que envolve ensaios clínicos e acompanhamento por vários anos. As mulheres em idade fértil, se selecionadas para o estudo, devem ser adequadamente aconselhadas sobre o facto de o procedimento ser uma intervenção nova e o risco associado. Os futuros pais enfrentam frequentemente um mar de dilemas emocionais e psicológicos quando decidem efetuar uma cirurgia fetal. Os cuidados éticos nestas situações incluem não só o fornecimento de aconselhamento e apoio pormenorizados relativamente aos riscos e benefícios médicos do procedimento, mas também o seu impacto emocional. O apoio durante uma tomada de decisão tão complexa é fundamental e é desempenhado por equipas multidisciplinares que incluem obstetras, anestesistas, cirurgiões e profissionais de saúde mental.

O futuro da cirurgia **fetal e da anestesia obstétrica:** O futuro da cirurgia fetal é a inovação aliada a uma vigilância ética rigorosa. Os avanços tecnológicos das técnicas minimamente invasivas - como a cirurgia fetal assistida por robôs e a terapia genética - ajudarão a reduzir os riscos para as mães, ao mesmo tempo que aumentam o âmbito das doenças tratáveis. As inovações na prática anestésica seguirão, assim, as da ciência cirúrgica, procurando uma maior segurança e eficácia combinadas com melhores resultados a nível materno e fetal. As considerações éticas continuarão a ser fundamentais para o avanço deste domínio, orientando o desenvolvimento de políticas e práticas que dêem prioridade aos cuidados centrados no doente, ao consentimento informado e ao acesso equitativo. Ao enfrentar esses desafios com compaixão e integridade, os profissionais de saúde podem garantir que a promessa da cirurgia fetal e da anestesia obstétrica seja cumprida para as gerações futuras.

Referências:

1. Hoehner PJ. Aspectos éticos do consentimento informado em anestesia obstétrica - novos desafios e soluções. J Clin Anesth. 2003 Dec;15(8):587-600
2. Lim G, Facco FL, Nathan N, Waters JH, Wong CA, Eltzschig HK. A Review of the Impact of Obstetric Anesthesia on Maternal and Neonatal Outcomes (Uma Revisão do Impacto da Anestesia Obstétrica nos Resultados Maternos e Neonatais). Anesthesiology. 2018 Jul;129(1):192-215.
3. Scott WE. Ética em anestesia obstétrica. Anaesthesia. 1996 Aug;51(8):717-8
4. Kurdi MS, Rajagopal V, Sangineni KS, Thalaiappan M, Grewal A, Gupta S. Avanços recentes em anestesia obstétrica e cuidados críticos. Indian J Anaesth. 2023 Jan;67(1):19-26.
5. Pandya ST, Chakravarthy K, Shah PJ, Trikha A. Anestesia obstétrica como uma carreira. Indian J Anaesth. 2021 Jan;65(1):43-47.
6. Huang L, Hu N, Jiang L, Xiong X, Shi J, Chen D. Avaliação de diretrizes de prática clínica e declarações de consenso sobre anestesia obstétrica: uma revisão sistemática utilizando o instrumento AGREE II. BMJ Open. 2024 May 28;14(5):e084759.
7. Mekdelawit Tedla, Desta Assefa. Avaliação da Magnitude e Factores Associados à Mialgia Pós-operatória Após Injeção de Suxametónio em Pacientes Cirúrgicos Adultos no Centro Médico da Universidade de Jimma, Jimma, Sudoeste da Etiópia. Jour Med Dent Fron, 01(Suppl 1), S92-S99, janeiro de 2024.
8. Schwarz U, Galinkin JL. Anestesia para cirurgia fetal. Semin Pediatr Surg. 2003 Aug;12(3):

Capítulo 12: Implicações do laboratório de competências e de simulação para a anestesia obstétrica

Autor: Dr.Akshaya N Shetti, Professor e HOD Departamento de Anestesiologia e Cuidados Críticos, DBVP Rural Medical College, PIMS(DU), Loni, Maharashtra, Índia.

Os laboratórios de simulação e de competências são indispensáveis na formação médica. Isso é ainda mais importante no campo de alto risco da anestesia obstétrica. A coexistência da responsabilidade em relação à mãe e ao feto e a natureza imprevisível das emergências obstétricas exigem uma atenção ainda maior ao treinamento [1,2]. O ambiente controlado de um cenário de simulação é livre de riscos para os anestesiologistas aprimorarem suas habilidades técnicas e não técnicas. Está em conformidade com as diretrizes do NMC para uma educação médica formal que tem como objetivo uma experiência prática e prática para complementar a aprendizagem teórica.

Formação com manequins de **alta fidelidade:** Os manequins de alta fidelidade constituem o núcleo da nova geração de laboratórios de simulação. Estes simuladores de alta fidelidade podem criar cenários de respostas fisiológicas humanas que são quase idênticas às que ocorrem na vida real; podem alterar os batimentos cardíacos, as flutuações da pressão sanguínea e os padrões respiratórios, tal como uma pessoa real faria, em tempo real. Os cenários de anestesia obstétrica envolveriam a gestão da dor do parto, o parto por cesariana ou emergências obstétricas como a eclâmpsia ou a embolia por líquido amniótico. [3]

Os manequins permitem aos formandos administrar anestésicos, técnicas neuraxiais e gerir crises das vias respiratórias; podem observar alterações fisiológicas imediatas. Este feedback em tempo real ajuda o formando a compreender a farmacocinética e a farmacodinâmica dos agentes anestésicos, bem como o seu impacto na fisiologia materna e fetal. Também permite a prática repetida em manequins de alta fidelidade, de modo que até mesmo habilidades complexas podem ser dominadas por residentes de anestesiologia antes de aplicá-las no ambiente clínico.

Treinamento em cuidados obstétricos para residentes de anestesia: Um componente integral da educação baseada em simulação é o treinamento estruturado de residentes em anestesia. Envolve o desafio com que um residente se depara ao gerir as vias respiratórias de uma doente grávida com uma via respiratória difícil, ao efetuar uma epidural ou raquianestesia numa parturiente obesa, ou mesmo ao lidar com uma catástrofe como uma rutura uterina. A imersão em laboratórios de simulação aumenta a sua experiência para se tornarem confiantes e competentes na gestão de tais cenários. Os programas de formação são normalmente de natureza faseada, começando com competências técnicas básicas e avançando gradualmente para cenários clínicos mais complexos. Os residentes aprendem a identificar pontos de referência anatómicos para bloqueios neuraxiais, a interpretar dados de monitorização fetal e a tomar decisões relativamente a técnicas anestésicas. As simulações também colocam uma forte ênfase na necessidade de tomada rápida de decisões e comunicação eficaz em situações de alta pressão, preparando assim os residentes para enfrentar os desafios do mundo real com equilíbrio. [4]

Criação de cenários clínicos e debriefing.

O benefício mais importante dos laboratórios de simulação é o facto de se poderem desenvolver cenários clínicos de anestesia obstétrica muito realistas. Esses cenários podem incluir eventos comuns e rotineiros - como a colocação de epidural para analgesia de parto - ou eventos muito raros e potencialmente ameaçadores à vida - como parada cardíaca materna durante o parto ou hemorragia pós-parto grave. O desafio em cada cenário tem de testar as capacidades técnicas e de julgamento clínico dos participantes, bem como a capacidade de trabalhar em conjunto com outras pessoas. O elemento mais importante da formação em simulação é o debriefing, durante o qual os participantes podem refletir sobre o seu desempenho. É nesta altura que os instrutores se sentam e analisam o cenário, apontando os prós e os contras, bem como as áreas a trabalhar. Isto garante que os formandos interiorizaram os pontos-chave da aprendizagem, com o mínimo de armadilhas sobre as mesmas questões.

Conformidade com as diretrizes da NMC sobre formação em competências e simulação: A Comissão Médica Nacional (NMC) salienta a importância dos laboratórios de competências e de simulação na formação médica, reconhecendo o seu papel na redução do fosso entre a teoria e a prática. As diretrizes da NMC recomendam que as faculdades de medicina criem centros de simulação bem equipados para proporcionar formação prática em áreas críticas, incluindo a anestesia obstétrica. Estes centros devem ser dotados de pessoal treinado e equipados com manequins de alta fidelidade, treinadores de tarefas e ferramentas audiovisuais para gravação e análise.

O NMC também defende a integração de formação baseada em simulação nos currículos de formação de residência para que os formandos recebam experiência prática no tratamento de casos de alto risco e emergências. Deste modo, as faculdades de medicina melhorarão a qualidade do ensino da anestesia obstétrica para benefício dos doentes. [5]

Simulação para melhorar a segurança dos doentes: Os laboratórios de simulação são cruciais para a promoção da segurança dos doentes, uma vez que permitem aos anestesiologistas praticar e aperfeiçoar as suas competências sem correrem o risco de causar danos a doentes reais. Isto é especialmente crucial na anestesia obstétrica, onde os riscos são elevados e as complicações podem ser devastadoras tanto para a mãe como para o feto. Através da exposição a uma vasta gama de cenários clínicos, a formação em simulação ajuda a desenvolver a experiência e a confiança necessárias para prestar cuidados seguros e eficazes. Por exemplo, as simulações de hemorragia obstétrica maciça permitem que os formandos pratiquem a implementação de protocolos de transfusão rápida, a administração de uterotónicos e a utilização de tecnologias avançadas, como os dispositivos de proteção celular. Da mesma forma, as simulações de paragem cardíaca materna treinam os anestesiologistas para realizarem um parto por cesariana perimortem dentro do período de tempo crítico, garantindo resultados óptimos.

Incorporação de avanços recentes na formação: Houve vários avanços no campo da anestesia obstétrica e, por esse motivo, os laboratórios de simulação oferecem a oportunidade ideal para que esses avanços sejam introduzidos no currículo. A utilização de orientação por ultra-sons na anestesia neuraxial tornou-se o padrão de cuidados e, através dos laboratórios de simulação, os formandos têm a oportunidade de praticar em máquinas de ultra-sons para a identificação de marcos anatómicos para aumentar a precisão da colocação epidural ou espinal. [3] Outros avanços, como novos agentes anestésicos, adjuvantes e dispositivos de vias aéreas, também podem ser incluídos no treinamento baseado em simulação. A familiarização dos formandos com estas tecnologias garante que os laboratórios de simulação estão preparados para as mais recentes inovações a implementar na sua prática clínica.

Melhorar a colaboração interdisciplinar: A anestesia obstétrica exige um trabalho de equipa estreito entre anestesiologistas, obstetras, neonatologistas e pessoal de enfermagem. Os laboratórios de simulação são uma plataforma importante onde profissionais de várias especialidades se reúnem para praticar a gestão de equipas em cenários complexos sob condições de emergência simuladas. Por conseguinte, a abordagem melhora a compreensão mútua, melhora a comunicação e melhora o trabalho em equipa em condições de emergência reais. Por exemplo, as simulações de cenários de sofrimento fetal realçam a interação entre as intervenções obstétricas e anestésicas, ajudando os membros da equipa a alinhar as suas acções para otimizar os resultados. A formação interdisciplinar também melhora a gestão de recursos em situações de crise, assegurando que todos os membros da equipa utilizam os recursos disponíveis de forma eficiente e eficaz.

Construindo confiança e preparação: A formação baseada em simulação gera confiança nos anestesiologistas, uma vez que a natureza inesperada dos cuidados obstétricos é preparada e até simulada. Assim, o laboratório dá aos participantes mais confiança para abordar cenários que exigem manobras complexas. A competência e a segurança na execução de manobras complicadas traduzem-se em proficiência clínica e em melhores resultados para os pacientes. Além disso, a formação em simulação prepara os anestesiologistas para lidar com as exigências emocionais e psicológicas das emergências obstétricas. Ao expor os formandos a cenários stressantes num ambiente controlado, os laboratórios de simulação ajudam-nos a desenvolver resiliência e adaptabilidade, qualidades essenciais para o sucesso nesta área exigente.

Certificação após formação em simulação de anestesia obstétrica.

A certificação é um aspeto importante do treinamento baseado em simulação porque representa o reconhecimento formal das habilidades e conhecimentos adquiridos através de um programa. Na anestesia obstétrica, a certificação significa que os anestesiologistas estariam bem preparados no gerenciamento das demandas complicadas de cuidados periparto, gestações de alto risco e emergências obstétricas. O processo de obtenção da certificação também promove a padronização, aumenta a credibilidade profissional e atende aos mandatos institucionais e regulatórios para manter a qualidade. Ao verificar a competência, a certificação garante aos pacientes e às instituições que o anestesiologista é competente para prestar cuidados seguros e eficazes.

Os programas de certificação em anestesia obstétrica são normalmente concebidos para avaliar competências técnicas e não técnicas. Os participantes são submetidos a avaliações rigorosas que podem incluir exames escritos, avaliações de desempenho baseadas em simulações e demonstrações práticas de competências clínicas. No processo de certificação, espera-se que os candidatos demonstrem competência em áreas-chave como a execução de técnicas de anestesia neuraxial, a gestão de emergências obstétricas e o trabalho eficaz em equipas interdisciplinares. Estas avaliações são concebidas para simular cenários da vida real, centrando-se na aplicação de conhecimentos em situações de alta pressão. [1]

Os programas de certificação têm frequentemente uma abordagem faseada para acomodar diferentes níveis de especialização. A certificação básica é direcionada para estagiários ou para anestesiologistas menos experientes, centrando-se nas competências necessárias para a realização de procedimentos mais básicos, como a realização bem sucedida de anestesia espinal ou epidural, a compreensão do papel dos agentes farmacológicos e a gestão de casos obstétricos de rotina. A certificação avançada dirige-se a profissionais já experientes, incluindo desafios avançados como o tratamento de gravidezes de alto risco, incluindo emergências como a eclâmpsia ou a hemorragia maciça, e a utilização de tecnologias avançadas, como a utilização da orientação por ultra-sons para a colocação. O nível de mestrado oferece um caminho para os anestesiologistas que trabalham com excelentes habilidades de liderança para treinar outros, orientar os juniores e contribuir para a melhoria da qualidade dentro do departamento de anestesia obstétrica.

Os laboratórios de simulação são parte integrante do processo de certificação, uma vez que proporcionam um ambiente realista e controlado para a avaliação de competências. [5] Os manequins de alta fidelidade permitem que os candidatos pratiquem e sejam avaliados em procedimentos complexos, como a gestão da paragem cardíaca materna ou a utilização de protocolos de transfusão rápida durante a hemorragia pós-parto. A adição de sessões de esclarecimento melhora ainda mais a experiência de aprendizagem, uma vez que os participantes recebem feedback construtivo sobre o seu desempenho, promovendo a melhoria contínua.

A obtenção da certificação em anestesia obstétrica não só valida as competências clínicas do profissional, como também significa um compromisso com a excelência nos cuidados aos doentes. Ajuda a normalizar as práticas nas instituições, assegurando que todos os anestesistas certificados são formados segundo os mesmos padrões elevados. A certificação também abre oportunidades de progressão na carreira, uma vez que é frequentemente um pré-requisito para funções de liderança, nomeações académicas ou prática especializada em centros de cuidados terciários. Além disso, a certificação está alinhada com as recomendações de órgãos reguladores médicos, como a National Medical Commission (NMC), que defende um treinamento robusto de habilidades e simulação na educação médica. Ao incorporar a certificação na estrutura de treinamento, as instituições garantem que seus programas de anestesia obstétrica sigam essas diretrizes, melhorando assim a qualidade e a segurança dos cuidados maternos e fetais.

Referências:

1. Archana S, Nilakantam SR, Hathur B, Dayananda M. The need and art of establishing skill and simulation centers to strengthen skill-based medical education: Learning insights and experience. Ann Afr Med. 2021 Out-Dez;20(4):247-254.
2. Goswami G, Sharma SK, Sharma R, Rani R. Simulation and Skill Training Facilities in Nursing Institutes at Uttarakhand: Um estudo transversal. Iran J Nurs Midwifery Res. 2021 Sep 2;26(5):449-454.

3. Hilleren IHS, Christiansen B, Bjørk IT. Aprendizagem de competências práticas de enfermagem em centros de simulação - Uma revisão narrativa. Int J Nurs Stud Adv. 2022 Jul 22;4:100090
4. Akaike M, Fukutomi M, Nagamune M, Fujimoto A, Tsuji A, Ishida K, Iwata T. Ensino médico baseado em simulação no laboratório de competências clínicas. J Med Invest. 2012;59(1-2):28-35.
5. Friedell ML. Iniciar um laboratório de simulação e competências: o que é que eu preciso e o que é que eu quero? J Surg Educ. 2010 Mar-Abr;67(2):112-21.

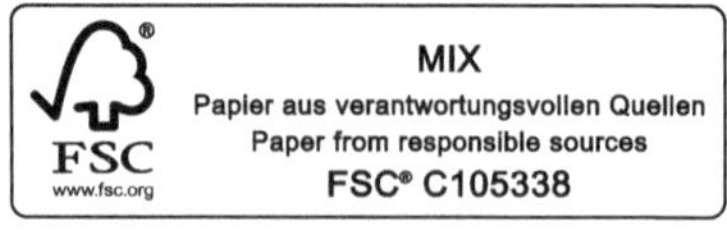

Printed by Books on Demand GmbH, Norderstedt / Germany